조루, 전립선염, 발기부전, 봉침으로 치료한다!

수술 없이 극복하는 남성질환

조루, 전립선염, 발기부전, 봉침으로 치료한다!

안상원 지음

이담 BOOKS

▎머리말

우리들의 삶에서 '성'이란 어떤 의미일까요? 인간의 3대 욕구 중 하나? 부끄러운? 감추고 싶은? 오르가슴으로 밥보다 중요한? 각자에게 있어 '성'은 다른 의미로 다가가겠지만 진료실에서 만나는 '성'은 절박함이요, 자신감입니다.

봉침치료를 한의원에서 시행하기 시작한 것이 23년째, 봉침을 남성질환 치료에 응용하기 시작한 것이 벌써 5년째입니다. 처음에는 이게 가능할까 하는 의구심으로 시작한 봉독과 다양한 한의학적 치료법을 이용한 남성질환 치료가 어느덧 많은 남성과 여성들에게 매우 중요한 인간의 3대 욕구 중 하나에 발생한 문제를 해결해주는 중요한 치료수단이 되었으며 남성질환 한방연고인 '위너크림'의 특허 출원과 전국에 남성질환 전문치료 한의원 '활력네트워크한의원'을 구성하는 등 많은 발전이 있었습니다.

2200년 전 기록된 중국의 『마왕퇴의서』에는 벌의 독을 채취하기 위하여 벌집에 개나 닭의 간을 집어넣고 벌들이 쏘게 만든 후 벌독이 모인 간을 식초나 한약 달인 물에 넣어 추출한 후 헝겊 등에 적시어 복부, 허리, 성기 등에 도포하거나 문질러 남성 성기능을 강화하였다는 기록이 나옵니다. 매우 오래전부터 현재까지 남성들에게 '성기능'이란 중요한 능력이자, 자신감이며, 남성성이 아닌가 생각되는 부분입니다.

조루는 비뇨기과에서 조루수술을 받으면 되고, 발기부전은 발기부전제를 복용하면 되며, 전립선염은 항생제를 먹으면 해결되지 않을까 생각한다면 남성질환은 치료가 매우 간단한 질환입니다.

그러나 조루수술이 효과가 미미하고 부작용이 우려되어 미국이나 일본 등 의료선진국에서는 시행하지 않고 있으며, 발기부전제 역시 복용 부작용으로 많은 남자들이 심장과 뇌의 허혈성발작으로 사망하고 있으며, 95%의 전립선염은 비세균성 전립선염이기에 항생제 치료가 효과 없다는 사실을 알고 나면 왜 그렇게 많은 남자들이 조루, 발기력 저하, 소변 문제로 고생을 하는지 조금은 이해가 되실 것입니다.

한의학 치료는 빠르지 않습니다. 그러나 체질을 개선하고 다방면으로 치료에 접근하면서 부작용은 거의 없는 효과적인 한약재들을 사용한다면, 남성질환 치료에 있어서도 충분한 효과를 볼 수 있습니다. 또한 그러한 효과를 진료실에서 환자들을 치료하면서 직접 체험하고 있습니다.

이에 봉침치료와 약침치료, 한방연고 위너크림과 캡슐형 한약 그리고 상담치료가 얼마나 조루 극복에 효과적인지 그리고 발기력 저하와 발기부전에 봉침치료와 약침치료가 부작용이 없으면서 발기부전제를 복용할 수 없는 환자들에게 어떻게 시술되는지, 다양한 한의학적 치료법이 만성 비세균성 전립선염과 전립선비대증에 왜 효과적인지 이 책을 통해 알려드리고자 합니다.

이 책을 저술하면서 그동안 저에게 치료받았던 많은 환자분들이 생각납니다. 삽입도 못 하고 키스나 애무 단계에서 늘 사정하던 총각 환자, 극심한 조루로 이혼을 당했다고 호소하던 이혼남, 결혼 생활 20년차 오래된 조루로 부인은 이제 성관계를 기피한다는 중년의 환자, 사별 후 사랑하는 여인을 만났는데 삽입 전 사정으로 고민하던 노년의 환자, 심장질환으로 발기부전제를 복용하지 못하여 정상 성관계가 어려웠던 환자, 하룻밤에도 2~3번 소변을 보러 가야 하기에 늘 피곤을 호소했던 전립선 환자 등등 다양한 증상과 가슴 아픈 사연들을 가지고 진료실에 내원했으며 적극적인 한의학적 치료로 증상이 호전, 개선되어 밝은 표정으로 감사의 인사를 해주셨던 수많은 환자들을 떠올리며 지금도 고통받고 있는 남성질환 환자들에게 도움과 위안과 치료의 길을 안내해드리고자 이 책을 집필하게 되었습니다.

마지막으로 남성질환 환자들의 진료와 상담을 도와주시고 이 책에서 심리와 상담 파트를 저술해주신 김민채 부원장님과 전국에 계신 한방남성의학회 회원 및 원장님들에게 감사의 마음을 전합니다.

매일경제TV <건강한의사> 진행자
건강과 음식 팟캐스트 <알터밥> 진행자
한방남성의학회 회장
청담인한의원 원장 한의학박사
안상원

목차

조루, 어떤 증상일까?

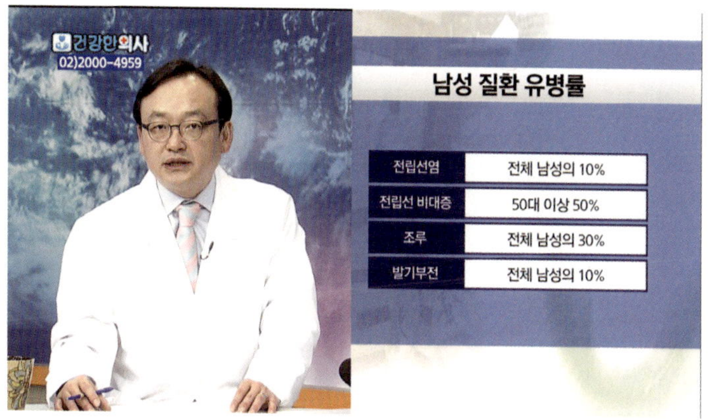

3대 남성질환 유병률 (출처: 매일경제TV 〈건강한의사〉)

조루는 한자로 早漏로서 '일찍 새어버린다'는 의미의 질병
명칭입니다. 즉 남자가 성관계 시 본인이 원하기 전에 사정이
되어버리거나, 질 내 삽입 전 즉 애무 단계에서 사정이 되거나,
삽입 후 빠른 시간 안에 사정이 되는 증상입니다.

한 통계에 따르면 한국 남성들 중 성관계를 하는 남성들의 3

명 중 1명은 조루증으로 고민한다고 하며 이를 해결하기 위하여 많은 남자들이 다양한 방법과 치료를 받고 있다고 합니다.

조루증을 경험해보지 못한 남성들이나 여성들 입장에서는 빠른 사정이 뭐 그리 고민되는 문제일까 의아해할 수 있지만 반복적인 조루증은 육체적으로, 심리적으로 남자들을 상당히 괴롭히는 증상입니다.

많은 남자들이 청소년 시기부터 자위나 몽정 등을 통해 사정을 경험하고, 야한 영화나 포르노 등을 집히면서 머릿속으로는 파워풀한 그리고 충분한 시간의 성관계를 꿈꾸게 됩니다.

그러나 대부분 처음 경험하는 성관계에서는 삽입 후 사정까지 5분을 넘기는 경우가 매우 드물며 상당히 당황해합니다. 물론 처음 성관계 이후에 반복적인 성관계를 통하여 5분, 10분, 15분 이상의 시간으로 연장되는 경우는 별 문제가 없으나, 두 번째도, 세 번째도 본인의 의지와는 상관없이 빠른 사정을 경험하게 되면 그 후부터는 심리적인 위축감과 자신감 결여 심지어는 발기가 잘 안되거나 성관계를 기피하는 현상까지도 나타나게 됩니다.

실제로 진료실에서 제가 진료했던 환자 중 한 명은 조루 증상으로 이혼을 당했다고 표현했던 남자분도 계셨습니다. 그만큼 조루 증상은 일반인들이 생각하는 것보다 더 심각하게 남자에게도, 상대방 여성에게도 심지어는 정상적인 부부관계에도 나쁜 영향을 미치고 있는 실정입니다.

다만, 한국의 특수한 상황 때문인지는 몰라도 조루 증상에 대한 정확한 이해와 그것을 극복하는 데 필요한 정보가 부족하여 혼자 끙끙 앓고 고민하는 남자들이 많아 더욱 안타깝게 생각됩니다.

선천적으로 머리가 뛰어나 학교 공부만으로도 좋은 성적을 내는 학생들도 있지만, 과외나 학원 등 많은 노력이 필요한 학생들도 있는 것처럼, 성기능 역시 타고난 변강쇠가 있을 수 있으며 많은 노력과 치료가 필요한 남자들도 있다는 사실을 기억해주셨으면 합니다.

02 | 조루 자가진단 해보자!

사실 조루 증상에 대한 정확하고 다양한 연구가 부족한 실정에서 조루증에 대한 진단 역시 쉽지는 않습니다.

그러나 여러 가지 통계와 논문 그리고 임상에서의 경험을 통해 대략적인 구분은 가능합니다.

한 통계에 의하면 대한민국의 남성들은 삽입 후 약 5분 정도의 시간에서 사정을 경험한다고 합니다. 물론 상대방 여성이나 컨디션에 따라 시간의 변동은 다양할 수밖에는 없습니다.

저는 진료실에서 다음과 같은 기준으로 조루 환자들을 진단하고 있습니다.

- 고도 조루증: 삽입 전 사정, 1분 이내 사정

- 중등도 조루증: 1~3분 이내 사정

- 경도 조루증: 3~5분 이내 사정

또한 다음과 같은 설문지를 통해서도 진단에 도움을 받고 있습니다. 함께 테스트해 보실까요?

① 사정을 지연시키는 데 어려움이 있다.
② 원하기 전에 사정을 한다.
③ 매우 미미한 자극에도 사정을 한다.
④ 빠른 사정으로 스트레스를 받는다.
⑤ 빠른 사정으로 배우자의 불만족이 신경 쓰인다.
⑥ 삽입 전 사정하는 경우도 있다.
⑦ 대부분 삽입 10분 이내에 사정을 한다.

7가지 문항 중 2개 이상이 해당된다면 조루증으로 진단이 가능하며 적극적인 치료와 노력이 필요합니다.

참고로 얼마 전 호주 대학교에서 400쌍을 대상으로 한 달간의 조루 임상시험이 있었습니다. 가장 빠르게 사정한 경우가 34초. 가장 시간이 긴 경우가 44분이었다고 합니다. 그러나 평균 사정 시간은 5.4분이었습니다. 그리고 콘돔의 사용 유무는 남자 사정 시간에 변화를 주지 못한 것으로 나타났습니다. 이러한 실험결과를 토대로 추정해볼 때 아마도 한국 남자들도 삽입 후 사정까지의 평균 시간은 5분 내외가 아닐까 생각됩니다.

03 | 조루증은 남자의 자존심을 파괴한다?

한의원에 조루증으로 내원하는 남자 환자분들을 보면 대부분 공통점이 있습니다.

어깨는 구부정하고, 얼굴 표정은 무언가 불안해 보이며 어둡고, 음성은 나지막합니다.

무엇이 이들을 이렇게 자신 없는 남자로 만든 것일까요?

몇 가지 예를 들어 설명해보겠습니다.

1) 데이트 중인 미혼 남성

좋은 직장에 다니는 A씨는 고급 외제차를 타고 다니며, 훌륭한 양복을 입고 소개팅에 나갔습니다. 다행히 상대 여성분이 맘에 들어 몇 번의 데이트를 가진 후에 처음으로 성관계를 시도하였습니다. 값비싼 호텔에서 흥분된 마음으로 가진 첫 번째 성관계에서 애무 단계를 거쳐 삽입을 하였으나 뜻하지 않게 1분도 안 되서 사정을 하고 말았습니다.

상대방 여성은 "오빠 많이 긴장되고 피곤했나 봐요?"라고 격

정해주었으나 내심 빠른 사정에 남녀 모두 당황했습니다.

두 번째, 세 번째 성관계에서도 A씨는 조루 증상이 나타나 1분 안에 사정이 되었으며 그 후론 어떤 이유에서인지 상대방 여성분과 연락이 되지 않았습니다.

2) 조루 증상으로 이혼을 당하다?

실제 제 진료실에서 들었던 이야기입니다.

체격이 건장한 30대 B씨는 초진 진료 시 상당히 불안해하면서 다음과 같이 이야기를 하였습니다. "본인은 조루 증상이 너무 심해서 결국 이혼을 당했으며, 부모님의 권유로 재혼을 위한 소개팅이 들어오고 있으나 조루증을 치료하지 않으면 여자를 만나가기 겁이 납니다."

물론 이혼을 하게 된 원인이 조루증 하나만은 아니겠지만 이 환자분의 경우 가장 중요한 이혼의 사유가 바로 조루증이라고 생각하고 있었기에 조루 증상을 치료하지 않으면 다른 여성을 만나기도, 재혼을 하기도 어렵다고 판단하여 내원한 케이스입니다.

3) 결혼한 지 10년이 지났는데도 여전히 조루로 고생

대기업 연구원으로 직장생활을 하는 C씨는 처음 제 진료실에 들어올 때 직업과는 다르게 무언가 불안해 보이고 자신이 없는 모습으로 초진 진료에 임하였습니다.

사연을 들어보니 결혼 생활 10년차에 아직도 조루증으로 고생하고 있으며 부인께서는 별다른 눈치나 표현을 안 하지만 본인은 조루증으로 미안하기도 하고 자격지심도 생겨 가끔씩은 부부관계를 피하고 있다고 합니다. 비뇨기과에서 조루수술을 받았지만 여전히 시간연장이 안 되어 점점 더 부부관계에 자신이 없다고 고민을 토로하였던 기억이 납니다.

도대체 왜 이렇게 남자들은 조루증으로 고민하고 심지어 자신감까지 상실하게 되는 것일까요?

인간은 동물과는 다르다고 말합니다. 그러나 약간은 동물적인 일면이 아직도 함께하고 있습니다. 대표적인 것이 바로 식욕, 성욕이 아닐까요? 물론 인간의 이성에 의해 대부분 컨트롤이 가능하지만 동물의 세계에서는 대부분 힘이 센 수컷이 여러 마리의 암컷을 거느리거나 무리의 우두머리 역할을 하고 있습니다. 대부분의 남자들도 성관계 시에는 남성성을 자랑하거나 보여주고 싶은 마음이 있는 것이 사실입니다. 그러나 경제적인 상황이나 학벌, 체격과 상관없이 실제 성관계에서 발기가 잘 안 되거나, 발기력이 약하거나 조루 증상이 나타나면 대부분의 남자들은 심리적으로나 육체적으로 심한 위축이 발생합니다.

본인 스스로에 대한 실망감, 상대방에 대한 미안한 마음, 무의식에서는 동물의 세계에서처럼 다른 수컷에게 빼앗기지는 않을까 하는 우려 등등 이러한 심리적인 위축감과 자신감 결여는 점점 더 성기능을 저하시키는 원인이 되며 많은 문제들을 야기하는 시발점이 되고 있습니다.

그렇기에 마치 여성분들이 가슴 확대 수술을 하는 것처럼, 남자들도 성기 확대 수술도 하고, 조루수술도 해보고 정력이나 성기능에 좋다는 음식이나 건강식품, 보약을 복용하는 것이 아닐까요?

1~3개월에 걸쳐 한의학적인 다양한 치료법으로 발기력이 강화되고, 조루증이 치료되면 대부분의 환자들은 목소리와 얼굴표정 그리고 자세가 달라집니다. 자신감 넘치는 목소리와 얼굴 표정, 그리고 정말 감사하다는 마음의 표현까지…….

04 │ 심인성 조루증이란?

조루 증상을 단순히 조루수술로 치료하기 힘든 이유가 있습니다. 바로 조루증의 원인이 성기 자체의 문제보다는 체질적인 원인, 심리적인 원인, 환경적인 원인이 강하기 때문입니다. 그런 이유로 미국이나 일본 등 의료선진국에서는 조루 환자에 대한 수술을 시행하고 있지 않습니다.

다양한 조루 증상 중 수술이나 약물만으로 해결하기 어려운 증상이 바로 심인성 조루증입니다. 심인성 조루증이란 바로 심리적인 여러 가지 원인에 의해 발생하는 조루증으로 심리학적인 치료 접근이 필요합니다.

예를 들면,

① 첫 성관계 시에 기대와 설레는 마음과는 달리 말도 안 되게 빠른 사정을 경험한 후 성관계 시마다 긴장과 불안감이 몰려든다.

② 반복적인 조루증상으로 이제는 성관계 전 불안, 초조, 스

트레스를 받는다.

③ 잘하고 싶은 마음은 강하나 삽입만 하면 사정이 조절되지
않아 성관계가 두렵다.

④ 조루 증상으로 여자 친구에게 진담 반, 농담 반 "어, 이게
뭐야?" 이런 말을 들은 후부터 이번에도 조루증이 나타날
까 긴장이 된다.

⑤ 오랜 조루증상과 부인의 실망하는 표현과 행동으로 이제
부부관계가 두렵다.

우리의 몸과 마음은 서로 떨어진 존재가 아니라 상호 유기적
으로 영향을 주는 관계이기에 몸의 문제가 마음에 영향을 주기
도 하고, 마음의 불안감이 몸에 증상을 나타내기도 합니다.

일례로 수능 시험을 잘 보고 싶다는 마음이 강하면 강할수록
정작 시험에서 실력발휘를 못 하는 경우가 많으며, 시험 전 너
무나 긴장하고 떨리는 마음은 기억력을 저하시키기도 합니다.

성관계도 유사합니다. 1~2번의 사정조절 실패나 조루 증상
으로 심리적으로 위축되거나 불안, 초조 증상이 발생하면 그
후부터는 점점 더 사정이 빨라지거나 발기력 저하 증상까지도
유발됩니다. 또한 잘하고 싶다는 욕망이 강하면 강할수록 흥분
도가 상승하며 사정 시간이 빨라지기도 합니다. 특히 평상 시
내성적이고 본인의 생각을 잘 표현하지 않는 소음인 스타일과
한번 불안감이나 초초감에 영향을 받으면 불안감이 점점 커지
는 태음인 체질에서 자주 볼 수 있는 증상이 바로 심인성 조루

증입니다.

사실 우리는 "마음먹기에 달려 있다"라는 표현을 자주 합니다.

그러나 마음먹기에 달린 경우는 의지력이 매우 강하거나 초기 상태에서 극복이 가능하지만 마음의 증상이 과도한 경우에는 본인의 컨트롤만으로는 어려운 경우가 많아 적극적인 치료가 필요합니다.

당연히 심인성 조루증의 치료에는
- 심리 상담
- 인지행동요법
- 치료한약
- 성기 봉침요법
- 약침요법

등 원인에 맞는 치료법이 효과적입니다.

많은 조루증 환자를 진료·치료한 경험에 미루어 전체 환자의 약 30% 정도가 심인성 조루증으로 판단됩니다.

05 | 조루치료는 왜 어려운가?

현대의학의 눈부신 발전으로 많은 난치성 질병들이 정복되어 가고 있습니다. 그러나 여전히 많은 질병들의 치료에 어려움을 겪고 있는 것도 현실입니다. 예를 들면 당뇨병이나 고혈압은 치료는 어렵고 관리만 가능하며, 면역력 저하로 발생되는 만성 질염이나 만성 비세균성 전립선염도 치료가 어려운 실정입니다.

조루치료 역시 마찬가지입니다!

조루의 원인이 단순히 성기에 분포된 감각신경의 예민함이라면 조루수술을 통해 감각신경들을 자르거나 차단하면 치료가 될 수 있습니다.

그러나 현실은 그렇지 않습니다. 교감신경 흥분형 같은 체질적인, 중추신경적인 원인과 심인성 같은 심리적인 원인 그리고 외부 환경에 좌우되는 다양한 요인으로 발생하는 조루증이 약 90% 이상이기에 아직까지 현대의학적인 치료법으로는 조루 극복이 매우 힘든 실정입니다.

물론 현대의학에서도 뇌 내 신경전달물질인 세로토닌 부족을 조루의 원인으로 판단하여 항우울제 계통인 프릴리지를 개발하여 임상에 사용 중이며 다양한 수술기법들을 개발하여 조루를 치료하기 위한 노력들을 열심히 하고 있으니 아직까지는 체질적인 원인과 심리적인 원인 쪽의 접근이 미미한 실정이기에 비뇨기과 치료를 통한 조루 극복에 한계가 있습니다.

실제로 제 한의원에 내원하는 조루 환자들을 살펴보면 3명 중 1명은 비뇨기과에서 조루수술을 받고 내원하는 환자입니다. 수술은 잘 되었다고 병원에서 이야기를 들었는데 시간은 여전히 연장이 되지 않는다? 그렇다면 조루의 원인이 성기의 감각신경 문제가 아니라 다른 이유는 아닐까요?

1) 평상시 성격이 급한 편이거나, 성적인 자극을 받으면 발기가 빨리 되며, 성관계 시 사정도 빠른 편일 경우

대표적인 교감신경 흥분형, 한의학적으로는 소양인 체질입니다. 평상시 생활에서도 쉽게 흥분하는 스타일이며, 약간의 성적인 자극(시각적, 촉각적)에도 빠르게 발기가 되며 심하면 애무 단계에서 사정을 하는 케이스입니다. 세로토닌 분비가 부족하거나, 교감신경이 쉽게 흥분하고, 사정 중추가 빠르게 작용하는 체질적인 소인이 강한 경우엔 현대의학적 치료가 효과를 나타내기엔 아직은 미흡합니다.

2) 위에서 언급한 심인성 조루증의 경우

이 역시 조루수술만으론 효과를 기대하기 어려우며 심리상담, 인지행동치료, 불안·초조·강박을 개선시키는 한의학적 치료가 필요합니다. 전체 조루증 환자의 약 30% 정도에 해당합니다.

또한 조루증은 다양한 외부환경에 영향을 받기도 합니다. 오늘의 컨디션, 심리 상태, 몸 상태, 성관계의 장소, 성관계 상대방 등등 많은 외부적인 환경에 영향을 받는 증상이기에 치료 역시 단순히 한 가지만 시행해서는 효과를 기대하기가 어려운 것입니다.

어떠한 외부적 영향을 강하게 받는지에 대한 체크가 반드시 필요하며 이에 대한 적절한 조치와 치료도 매우 중요하기에 조루 치료는 일반적인 질병 치료보다 어려운 경향이 강합니다.

06 | 조루수술 부작용은?
조루수술은 한국에서만 시행한다?

조루수술이 한국에서만 시행된다는 사실 아시나요? 조루 환자들을 본격적으로 진료하기 시작하기 전에는 조루증에 대한 관심도 없었으며 스포츠 신문에 나오는 조루수술 광고에 대해서도 별다른 생각이 없었던 것에 비하여, 본격적으로 한의학적인 치료법들을 통해 조루 치료를 시작했던 이유 중 하나가 바로 조루수술에 대한 효과와 부작용을 알고 나서부터입니다.

한국에서 시행되는 조루수술은 크게 두 가지입니다.

1) 성기 신경 절제술, 차단술

성기에 분포되어 있는 감각신경들을 과거에는 절단시키는 수술을 시행하였으나 여러 가지 부작용으로 인하여 현재는 신경 절단술보다는 신경을 차단시키는 수술을 많이 시행하고 있습니다.

2) 성기에 이물질 이식수술

원래 성기 확대를 위해 개발된 수술로 필러, 자가 지방, 인공 진피 등을 성기 바디 부분이나 귀두 부분에 주입하거나 이식하는 수술기법으로 대부분 감각신경 위에 도포되는 관계로 감각 신경이 둔화되는 효과를 기대할 수 있어 시행되고 있습니다.

조루수술의 문제는 두 가지입니다.

첫 번째는 조루증의 원인이 단순한 성기 감각신경의 예민성이나 과다 분포라면 조루수술이 효과적일 수 있습니다. 그러나 위에서 상술한 바와 같이 체질적인 문제와 심리적인 문제가 90% 이상이기에 단순히 성기 감각신경을 자르거나 차단하는 수술만으로는 조루증을 해결하기 어렵다는 것입니다.

두 번째는 부작용입니다. 즉 성기의 감각신경을 자르거나 차단한 후,

- 오히려 성기 감각이 더욱 예민해졌다.
- 과도한 절제나 차단으로 성기 감각이 나무토막 같다.
- 2~3회 추가수술로 인해 복합부위통증증후군(CRPS)으로 평생 고생하는 환자들도 있다.
- 조루수술 후 발기가 잘 안 된다.

등등의 부작용에 대한 문제입니다. 이러한 부작용을 우려하여 미국이나 일본 등 의료선진국에서는 조루에 대해 수술적인

기법을 사용하고 있지 않으며, 한국에서도 학계에서 정식으로 인정받고 있지 못하는 수술입니다.

실제로 제가 진료하는 한의원에 내원하는 환자들을 보면 3명 중 1명은 비뇨기과에서 조루수술을 받은 후 효과가 미미하여 내원하는 환자들이며, 수술 후 감각 예민, 감각 둔화 및 성적인 흥분도 상실, 발기력 저하 등을 호소하는 환자들도 진료하고 있습니다.

그렇다면 왜 한국에서만 조루증에 대해 수술적인 기법을 시행하고 있는 것일까요?

개인적인 생각으로는 첫째 한국적인 빨리빨리 문화에 익숙해진 많은 남성들이 자신도 모르게 급한 성격으로 동화되어 성관계 시에도 빠른 교감신경 흥분으로 이어져 유난히 한국에서 조루증 환자가 많을 수 있다는 점과 둘째는 의료보험제도의 정착화로 비뇨기과의 비보험 창출 방법의 하나로 조루수술이 개발되고 시행되고 있는 것 같습니다.

사실 많은 성기 확대술을 받은 환자들이 만족하는 것과는 달리 조루수술을 받은 환자들은 시간 연장 효과가 미미하여 불만족인 경우가 많기에 적어도 조루증에 대한 신경학적 수술을 고려하시는 분들은 수술에 대한 효과와 부작용을 반드시 숙지하고 결정하시는 것이 좋겠습니다.

07 | 남성수술, 확대는 만족한다?

과거에는 여성의 성형수술이나 남성의 성기 확대수술에 대해 부정적인 생각을 가지고 있었습니다. 그러나 많은 환자들을 진료실에서 상담하면서 성형수술에 대한 의견도 달라지는 것 같습니다.

한 조사에 의하면 목욕탕에서 여자 분들의 시선은 대부분 상대 여성의 가슴으로 집중된다고 합니다. 아마도 무의식적인 행동으로 보이며 그만큼 대부분의 여성들에게 가슴의 크기나 모양이 외모에 있어 매우 중요하다는 사실로 받아들여집니다.

그렇다면 남자들은?

저도 가끔씩 사우나에서 유명 연예인들이나 운동선수들을 마주칠 기회가 있습니다. 저의 시선은? 처음엔 얼굴을 슬쩍 쳐다보면서 유명인임을 확인 후 자연스럽게 아래로 시선이 이어집니다. 거의 본능적으로…… 그리곤 저와 비교를 하게 되지요. 어쩌면 남자들에게 성기의 크기와 모양은 무의식적으로 남성성을 상징하며 타인과의 첫 번째 비교의 대상이 되는 것 같습니다.

사실 성관계에 있어 자신감은 매우 중요한 요소입니다. 자신감이 있는 분들이 시험도 면접도 잘하는 것과 유사하게 남자의 자신감은 성관계에 있어서도 만족스러운 결과를 도달하게 만들어줍니다. 수백 명 이상의 남성질환 환자들을 치료실에서 봉침이나 약침치료를 하면서 늘 만져보고 시선이 도달하는 곳이 바로 남성 성기입니다.

물론 진료나 치료 시 다른 개인적인 생각이나 감정이 들지는 않지만 너무 왜소한 성기를 치료할 때에는 간혹 성기 확대수술을 권하고 싶은 마음마저 들 때가 있습니다. 또한 확대수술을 받은 환자들에게 설문조사를 해보면 80% 정도는 만족감을 표시합니다. 성관계만큼 심리적인 요인이 많이 작용하는 행동도 없는 것 같습니다.

본인의 성기의 굵기나 사이즈가 작다면, 그로 인해서 심리적인 위축감을 느끼고 있다면 본인의 만족도와 자신감을 위해서 성기 확대수술은 필요한 수술이라 생각합니다. 다만 성기 확대수술로 인하여 사정 시간이 늘어나거나 조루증이 치료될 거란 기대는 접으시는 것이 좋겠습니다. 물론 자신감 회복과 심리적인 안정감으로 인한 시간 연장은 어느 정도 가능하겠지만, 다른 설문조사와 통계에 따르면 많은 여성들은 성관계 시 남자의 성기 크기보다는 분위기와 애무 그리고 적절한 스킬에 더욱 오르가슴을 느낀다고 합니다. 결론적으로 길고 굵은 성기가 성관계에 필수 조건은 아니라는 의미입니다.

성관계 전의 상호 교감과 분위기, 사랑의 대화와 상대방을 배려하는 애무 그리고 충분한 삽입 후 시간과 스킬이 성기의 크기보다는 훨씬 더 중요한 요소입니다.

08 | 조루 발기부전은 함께 온다?

20년 이상 임상을 해오면서 느낌 점 중 하나는 우리 몸은 매우 유기적으로 연결되어 있으며 상호 영향을 준다는 점입니다. 손목의 문제가 시간이 지나면서 팔꿈치와 어깨, 목에 영향을 미치기도 하며, 심리적인 불안감이 심장 박동수를 올리기도 하고, 육체적인 피로가 정신적인 측면에 영향을 주어 의욕 저하로 이어지기도 합니다.

조루 증상과 발기력 저하, 발기부전도 유사합니다. 예를 들어,

1) 발기력이 잘 유지되지 않아 조루증이 심해졌다?

40대 남성의 이야기입니다.

"얼마 전부터 발기력이 잘 유지되지 않아 예전부터 있었던 조루 증상이 점점 더 심해지고 있습니다."

건강한 남자들은 보통 30분 이상 발기력이 유지되는 것이 정상입니다. 그러나 여러 가지 원인에 의하여 발기력의 유지가 잘 안 되는 경우엔 조루증이 따라오게 됩니다. 이유는 남자들

은 발기된 상태에서만 사정이 가능한데, 발기력이 10분 이상 유지되지 않으면 발기가 줄어들기 전에 사정을 해야 한다는 생각이 들면서 마음이 급해지는 것입니다. 한마디로 성관계가 본인과 상대방의 즐거움보다는 사정에 초점이 맞추어져 빠른 사정이 발생하는 것입니다.

2) 반복되는 조루 증상이 발기부전이나 발기력 저하에 영향을 준다?

30대 남성의 이야기입니다

"반복되는 조루 증상으로 최근에는 성욕도 저하되고 발기도 잘 안 되고 있습니다."

반복하여 이야기하지만 성관계는 심리적인 요인이 강하게 작용하는 행위입니다. 마음과는 다르게 반복적으로 조루 증상이 발생하면 심리적인 위축이 뒤따르게 되며 이에 따라 성욕도 저하되고 성관계도 기피하게 되며 발기력도 줄어들게 되는 것입니다. 발기력까지 문제가 발생하면 그야말로 밤이 무서워지며 성기능은 점점 쇠퇴의 길로 접어듭니다.

마치 발목 염좌가 오래가면 무릎과 고관절, 허리까지 문제가 발생하는 것과 같이 조루 증상이 발기력에, 발기력 문제가 조루를 유발시키는 상관관계가 있는 것입니다.

이런 경우에 한의학적인 다양한 치료가 조루 개선과 발기력 향상에 뛰어난 효과를 발휘하며 특히 성기와 주변에 시술하는 봉침요법은 조루, 발기부전, 전립선염 3대 남성질환을 치료하는 훌륭한 치료법입니다.

봉독에 함유되어 있는 보톡스와 유사한 신경독 성분은 성기 감각신경의 예민함을 둔화시키며, 말초혈액순환 개선 효과는 성기의 혈관 탄력성과 수축력을 개선시켜 발기력을 강화시키는 작용을 합니다. 그야말로 성기 부분의 알레르기를 제거한 안전한 봉침치료는 남성들에게 보약이라 말할 수 있습니다.

09 | 조루약 프릴리지도 효과는 제한적이다?

2009년 한국에 처음 소개된 조루 치료약 프릴리지, 처음에는 비아그라 같은 발기부전세처럼 선풍적인 인기와 매출을 기대하였으나 기대치에 많이 미치지 못하고 마침내 특허에 대한 독점권이 상실된 2015년 카피약 개발 업체가 단 한 곳에 불가할 정도로 인기가 없는 약입니다.

이유는 무엇일까요? 고가의 가격과 기대치보다 못한 효과 그리고 부작용입니다.

한 알에 1,500~3,000만 원 정도의 비용이 들어가며, 1분의 조루 환자는 5분 10분을 원하는데 실제로는 1~3분 정도의 효과밖에 나타나지 않으며, 항우울제 계통의 성분이라 두통, 어지러움, 구토 등 다양한 부작용이 발생되어 인기가 없는 것입니다.

물론 조루 치료약으로서 신경전달물질인 세로토닌 분비의 촉진과 재흡수 억제 측면에서는 올바른 연구이며 제품입니다.

행복 호르몬이라고 불리는 세로토닌이 뇌 내에 부족하게 되면 짜증, 우울감, 스트레스가 쌓이면서 사정 시간도 빠르게 됩니다.

과장되게 표현한다면 행복 호르몬이 가장 많이 분비된다는 성직자(신부님, 스님 등)가 성행위를 한다면 아마도 사정 시간은 일반인들보다 훨씬 길 것으로 예상됩니다. 이는 조루증이 단순히 성기 자체의 문제가 아니라는 의미이며 조루증 극복을 위하여 평상시 적절한 운동과 스트레스 해소 그리고 행복한 마음을 가지기 위한 노력들이 매우 필요하다는 의미입니다.

심한 정신적 스트레스, 우울감, 짜증, 의욕저하는 성욕을 저하시키기도 하며 사정 시간을 빠르게 유도합니다. 그러나 그 치료에 있어서 항우울제 계통의 약물 복용은 다른 여러 가지 부작용을 유발할 수 있기에 조심스럽게 접근하여야 하며 화학 성분의 약물 복용보다는 운동, 명상 등 다른 방법들과 한의학적인 약침요법이 더욱 안전하며 효과적입니다.

10 | 조루증 치료방법, 한의학이 효과적이다?

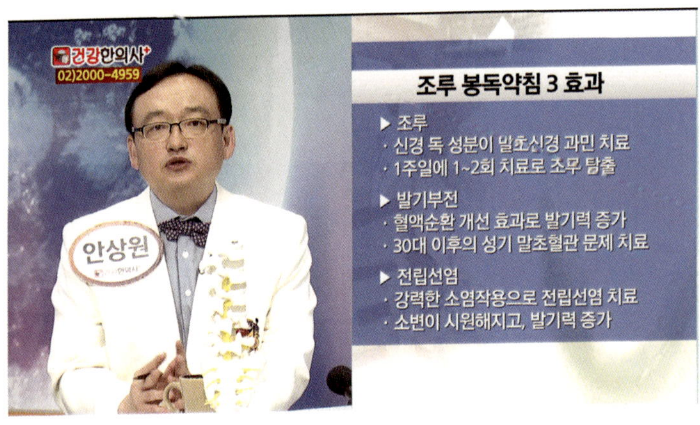

봉침 3대 효과 (출처: 매일경제TV 〈건강한의사〉)

한의사로서 임상 20년이 넘게 현장 진료를 해오면서, 현대의학의 우수성을 많이 경험하고 있습니다. 특히 첨단 진단 기기들과 생명을 살리는 외과수술들은 경이롭기까지 합니다. 그러나 새로운 치료법으로 암이 곧 정복된다는 뉴스는 20년 전에도 방송을 통해 시청하였으며 폐경기 여성호르몬 복용이 회춘의 비결이었다가 미국 FDA의 권고로 정밀한 암 검진과 최소한의 복용 권고로 변경되는 일들을 경험하면서 한의학의 보완대체의학으로서의 자리와 역할의 필요성을 점점 더 강하게 느끼고 있습니다.

남성 3명 중 1명이 고민한다는 조루증 치료 역시 한의학의 다양한 치료법이 임상에서는 매우 효과적이며 현대의학의 프릴리지, 조루수술, 국소마취제 사용보다 뛰어난 조루 개선 효과를 나타내고 있어서 소개합니다.

일단 조루증의 원인이 한 가지만이 아닌 복합적인 원인에 의해 발생하며 체질적인 문제와 심리적인 문제가 중요하다는 사실에서부터 시작합니다.

조루증 치료방법을 결론적으로 먼저 설명하면,
  - 체질적인 원인: 체질개선 한약, 봉침요법, 약침요법,
    사암침, 한방연고
  - 심리적인 원인: 심리개선 한약, 봉침요법, 약침요법,
    사암침, 한방연고, 인지행동치료, 심리치료, 명상기법
등으로 구분됩니다.

각 치료법에 대한 효능과 효과는 추후에 상세히 논하겠지만 대략적인 효과를 먼저 살펴보면,

1) 체질적인 조루증(한국에서 가장 많은 케이스)

교감신경 흥분형, 사정중추 조기 흥분, 소양인 체질입니다.

* 체질개선 한약
  - 성적인 흥분도가 급하게 상승되는 현상을 개선시키는 한약(지모, 황백)
  - 교감신경을 안정시키는 한약(연자육, 모려, 용골, 계지, 백작약)
  - 사정중추 조기 흥분을 개선시키는 한약(생지황, 백복령, 택사, 한수석) 등 원인과 문제에 따라 다양한 한약재를 맞춤 처방합니다.

* 봉침요법
  - 벌에서 추출한 독 성분 중 아파민(apamin)은 신경에 대한 독성으로 작용하며 마치 보톡스와 유사하게 신경을 마비시키거나 무디게 만드는 효과가 있습니다.
  - 알레르기 인자를 제거한 안전한 봉침액을 성기와 성기 주변에 시술함으로써 예민한 감각신경을 둔화시킬 수 있습니다.

* 약침요법
  - 한의학에서 시술하는 다양한 종류의 약침 중 섬수약침은 세로토닌 분비를 촉진시키는 효과가 있습니다.

- 환자의 경항부에 시술하여 프릴리지와 유사하게 세로토
  닌 분비를 유도하여 조루증 치료에 도움을 줍니다.

* 사암침요법
  - 여러 가지 침 치료방법 중 사암침요법은 경락과 경혈의
  상호작용을 중시하여 남성질환(조루, 발기부전, 전립선
  염) 치료에 매우 효과적입니다.

* 한방연고 위너크림
  - 남성질환 전문 청담인한의원에서 개발하여 특허 출원 중
  인 남성 연고 위너크림은 여러 가지 한약재를 이용하여
  만든 전문한의약품으로 조루증, 발기력 저하, 전립선염
  등 남성질환에 효과적으로 하루 1~2번 피부에 발라 사
  용하는 연고 제제입니다.

2) 심리적인 조루증

불안, 초조, 강박, 스트레스가 주요인이며, 태음인·소음인
체질입니다.

* 심리개선 한약
  - 계지가용골모려탕, 온담탕, 귀비탕, 당귀, 계지, 용골, 모
  려, 연자육, 용안육, 시호, 산조인 등 다양한 한방 처방을
  사용할 수 있습니다.

잠시 체질적인 문제를 이야기해 보면,

* 태음인
  - 체격이 건장한 태음인의 경우 평상시에는 여유롭고 호탕한 성격이지만 불안, 걱정, 초조 등의 심리상태가 반복되면 본인이 컨트롤하기 힘든 상태로 악화되는 경우들이 많은 편입니다. 마치 오지 않은 미래를 미리 걱정하듯이 성관계 전 조루 증상이 또 나타날까봐 혼자만 불안해하며 그로 인하여 조루 증상은 더욱 악화될 수 있습니다.
  - 때문에 태음인 조루증상에는 심리문제를 해결해주는 한약과 체질개선 한약이 같이 필요하며 명상과 인지행동치료를 통하여 근본원인 해결이 매우 중요합니다.

* 소음인
  - 마르고 체격이 외소한 편인 소음인은 평상시 성기능에 별 문제가 발생하지 않지만 내성적이고 소극적인 잠재된 심리상태로 인하여 몇 번의 조루 증상이 나타나면 당황하고 혼자만 끙끙 앓게 됩니다.
  - 이런 경우에 상대방 여성의 농담 같은 말 한마디나 행동이 심인성 조루증을 더욱 악화시킬 수 있으니 주의가 필요합니다.

* 소양인
  - 조루 환자 중 가장 많은 비율을 차지하는 체질입니다.

상체가 발달하였으며 하체가 약한 체형입니다. 평상시 성격도 급하고, 성적인 자극에 발기도 빠르게 되며 사정도 대부분 빠른 편입니다.
- 심리적인 부분에서도 겉으론 남성성이 강한 것 같지만 마음은 예민하거나 약한 부분이 있어 부인이나 애인에게 성적인 능력저하에 대한 이야길 들으면 심리적 조루증 발생 비율도 높은 편입니다.

한의학적으로는 체질은, 유전적인 개념과 비슷하여 다른 체질로 바꿀 수 없으며 다만 여러 가지 노력들을 통해 개선은 가능하다고 알려져 있습니다. 적극적인 치료와 스스로의 노력에 의해 얼마든지 개선은 가능하니 미리 낙담은 하지 마시길 바랍니다.

* 봉침요법, 약침요법, 사암침, 한방연고 등의 치료법은 체질적인 조루증과 유사합니다.

* 인지행동치료
- 증상의 원인이 되는 잘못된 생각이나 믿음을 교정하고, 잘못된 행동을 수정시켜 정상으로 되돌리는 치료를 의미합니다.
- 성에 관한 잘못된 지식과 상식 그리고 생각과 행동들을 상담을 통해 교정시키고 문제점을 회복시키는 치료기법

입니다.

* 심리치료

  - 성관계만큼 심리적인 영향을 크게 받는 행위도 없습니
    다. 잘하고 싶은 강박, 불안한 마음, 초조, 긴장, 자신감
    결여 등 다양한 심리적 문제를 해결하여 정상적인 성관
    계가 가능하도록 치료하는 기법들입니다.

* 명상치료

  - 명상은 가장 뛰어난 스트레스 해소기법이며, 세로토닌을
    증가시키는 훌륭한 방법으로 이미 미국이나 유럽에서는
    의학적 연구가 매우 활발한 치료법입니다. 심인성 조루
    증이나 심인성 발기부전에 효과적입니다.

봉약침의 역사와 효과는?

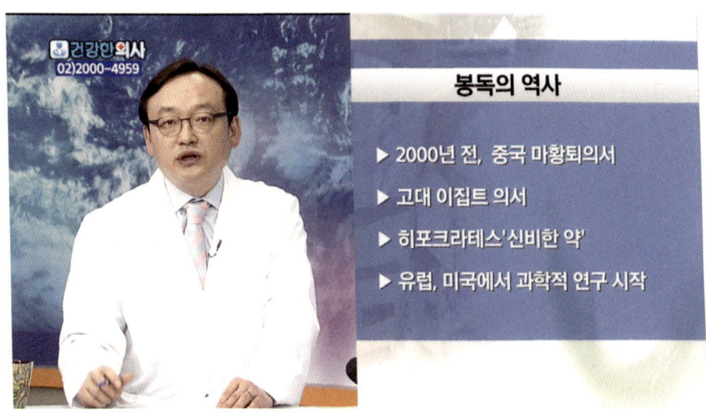

봉독의 역사 (출처: 매일경제TV 〈건강한의사〉)

　　꿀벌의 독과 벌침을 의료에 사용한지는 생각보다 무척이나 오래되었습니다. 기원 메소포타미아나 이집트에서 벌꿀을 약으로 사용한 기록이 있으며, 서양의학의 아버지인 히포크라테스는 벌침을 '신비의 약'이라고 지칭하였으며, 중국에서는 기원전 168년 한의학 서적인 『마왕퇴의서』에 "벌집이 있는 나무에 닭고기 덩어리를 매달아 벌이 쏘게 한 뒤 고기 덩어리를 썰어서 식초나 대추기름에 담근 후 아픈 부위에 발라 피부를 통하여 봉독이 몸속으로 작용하도록 함"으로써 치료에 이용하였다는 이야기가 기록되어 있습니다.

의학이 발전하면서 여러 가지 방법과 질병에 봉독을 이용해 왔으며 봉독에 대한 최초의 학술논문으로는 1858년 프랑스의 데자르댕이 류마티스 관절염을 치료했다는 논문이 보고되면서 서양에서 먼저 봉독의 질병 치료효과에 관심을 가지고 연구가 활발히 진행되었습니다.

또한 1968년 하베르만이 봉독의 생화학적 성분에 대한 연구 보고가 있은 후 면역, 통증, 항염, 항암 등의 방면에서 봉독의 사용이 증가하였습니다.

살아 있는 벌의 침을 사용하기에는 여러 가지 부작용과 문제점이 있으며 용량 조절에도 어려움이 있어 과학적인 추출법을 이용하여 봉독 분말을 만들어 생리식염수에 희석하여 주사를 이용한 봉침시술법이 사용됩니다. 그 추출방법은 약 5V 내외의 약한 전압을 이용하여 봉독 채취기로 전압이 흐르는 구리선에 벌들을 자극하여 밖으로 배출된 독을 모으거나 마이크로칩을 이용한 전자파 발생장치로 벌을 자극하여 유리판에 배출된 독을 모아 봉독을 채취하고, 이렇게 모아진 봉독은 꽃가루나 기타 불순물을 제거하기 위해 무균환경에서 정제되고 이후 -50℃ 상태에서 동결 건조되어 순수한 봉독 분말을 얻어 사용합니다.

이렇게 만들어진 봉약침을 한국 한의학에서는 난치성 염증과 통증 치료에 시술하고 있습니다. 봉독은 항생제에 비해 약

100배의 소염진통 효과가 있다고 알려져 있으며 뱀의 독 성분이 혈관에 작용하는 것에 비하여 봉독은 신경에 작용합니다. 독이 있는 뱀에 물리면 윗부분의 혈관을 눌러 독의 퍼짐을 차단하는데 그 이유는 뱀독이 혈관을 타고 다니며 작용하기 때문입니다. 그러나 봉독은 신경 주위에 작용하므로 봉독을 통증부위에 주입하면 염증 부위의 부종을 진정시켜 통증을 없애는 효과가 뛰어납니다.

그러므로 봉독은 만성 염증과 통증에 최고의 천연 치료제라고 할 수 있으며 봉독 효과를 전신과 국소로 나누어보면 다음과 같습니다.

- 통증: 관절염, 류마티스 관절염, 디스크, 건초염, 엘보우, 오십견, 요통, 항강증 등
- 염증: 비염, 중이염, 구내염, 만성질염, 만성전립선염, 방광염, 급만성 염증 등

또한 봉독요법은 소염·진통 효과와 더불어 면역력을 증가시키는 작용을 하여 최근에는 그 사용범위가 넓어지고 있으며 자가면역질환이나 항암치료에도 사용되고 있습니다.

1) 봉독의 면역기능 강화

우리 인체는 독성분이 침입하면 면역체계가 활성화되는데 소량의 봉독을 주기적으로 주입시키면 백혈구, 임파구, 대식세

포 등 인체 내의 면역체계 구성인자를 증식시키며, 교란되어 있는 면역기능을 활성화시키고 류마티스 관절염, 강직성척추염, 전신성홍반성낭창, 아토피성 피부염, 건선, 베체트증후군, 크론씨병 등 자가면역질환 치료에 도움을 주게 됩니다.

2) 강력한 항염증 작용을 가진 봉독은 아파민, 멜리틴, 각종 다양한 효소 성분들이 염증 세포 자체를 직접 공격하거나 염증을 치료하여 신경통이나 관절염에 탁월한 효과

이러한 효과는 많은 부작용을 가지고 있는 기존의 소염제, 진통제, 스테로이드를 대체할 수 있는 치료제로 각광받는 이유입니다. 또한 신경계의 흥분작용을 통해 혈관의 수축과 확장작용으로 혈액순환을 개선시키는 효과도 발휘합니다.

봉독은 한의학적인 개념으로는 '거풍제습 지동통 해경평천 소종강압(祛風除濕 止疼痛 解痙平喘 消腫降壓)'이라 하여 풍기운과 습한 기운을 제거하고 통증을 치료하며 근육경련과 천식에 효과적이고 종기와 염증을 치료하며 혈압을 내리는 효과로 다양한 질환에 치료용으로 사용해왔습니다.

또한 한의학에서만 있는 한열 개념에 입각하여 봉독의 열성효과는 수족냉증, 복부냉증, 산후풍, 냉성통증, 냉성 근육경직 등 다양한 냉성질환 치료에 응용되고 있습니다.

물론 모든 약물에는 효과와 더불어 부작용이 있기에 질병 치료에 사용 시에도 주의가 필요합니다. 민간에서 시술하는 살아 있는 봉침시술은 바이러스나 세균 감염의 위험이 있으며 봉독의 성분이 일정치 않고 투여량을 컨트롤할 수 없어 사망에 이르기까지 합니다. 이러한 심각한 부작용은 한의사의 시술로 예방이 가능합니다.

먼저 봉독에 대한 알레르기 테스트를 피부에 시행하며, 봉약침을 주사기로 시술함으로써 분량조절이 가능하고, 필요에 따라서는 알레르기 인자를 제거한 안전한 봉약침을 사용함으로써 봉독시술 시에 나타날 수 있는 부작용을 최소화합니다.

12 | 봉독약침의 성분과 남성질환에 대한 효과는?

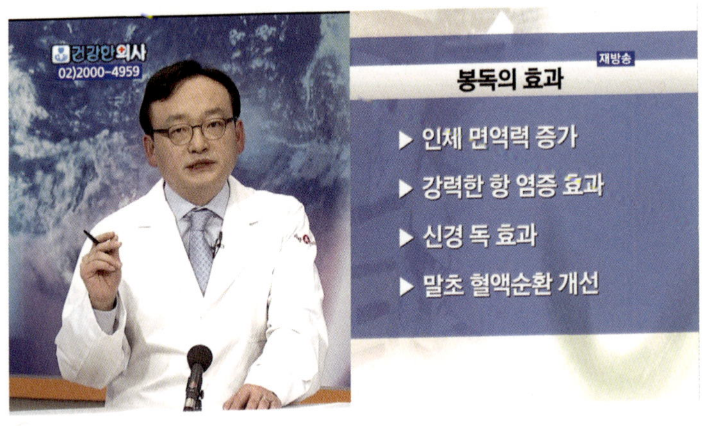

봉독의 효과 (출처: 매일경제TV 〈건강한의사〉)

벌에서 추출한 봉독은 약 40여 가지 성분으로 주로 펩타이드 성분인 멜리틴, 아파민, 아돌라핀 등과 Phospholipase A2 (PLA2)와 같은 효소 및 신경전달 물질로 알려진 도파민, 히스타민, 노르에피네프린, 세로토닌 등의 모노아민류로 구성되어 있습니다.

그중 멜리틴을 대표로 하는 펩타이드 성분은 가장 많은 비중을 차지하며 이들 성분은 각각 혹은 상호작용을 통해 농도 및 용량에 따라 항염 진통 작용을 일으키거나 통증, 세포독성 및 항암작용 등을 나타내기도 합니다.

크게 폴리펩티드(polypeptides), 효소(enzymes), 생리학적으로 활성화된 아민(physiologially acive amines), 비펩타이드 성분(nonpeptidecomponents) 등이며, 이 중 폴리펩타이드(polypeptides)는 건조중량의 약 50%를 구성하고 있고 그 주요 성분으로는 멜리틴(melittin), 아파민(apamin), MCD-펩티드 등이 있습니다.

1) 단백질 성분: 멜리틴, 아파민, MDM 펩티드

* 멜리틴(melittin)
  - 26개의 아미노산으로 구성된 활성 펩타이드로 봉독에서 가장 많은 성분을 차지하며 가장 중요한 봉독의 활성성분입니다. 적은 용량은 항염증 작용을 하고, 많은 용량에서는 염증 및 용혈작용을 나타냅니다.
  - 우울증과 관련하여 생각할 수 있는 뇌하수체와 부신피질 체계를 자극하여 카테콜라민(catecholamine)과 코르티손(cortisone) 분비를 촉진시킵니다.

* 아파민(apamin)
  - 적은 용량은 중추신경계 자극작용을, 많은 용량은 신경 독성작용을 나타냅니다. 또한 척수에 흥분성 폴리시냅스

경로를 더욱 효과 있도록 유도하는데, 아파민에 의해 매
개된 노르에피네프린과 도파민의 증가는 아파민의 약리
학적 효과 즉 운동신경 흥분, 전기작용의 탈 동시반응,
혈압증가 등에 관련된 것으로 보고되고 있습니다.

- 세로토닌도 이 효과에 관련된 것으로 보고되고 있으며
  아파민 주입 후 시상하부 부위에 세로토닌이 3배 정도
  증가됩니다.

* MDM 펩티드
  - 항염, 진통작용이 있으며 적은 용량은 히스타민 분비 촉
    진, 많은 용량은 히스타민 분비 억제 효능을 나타냅니다.

2) 효소 성분: 포스폴리파아제, 하이알루로니다제

* 포스폴리파아제
  - 봉독 성분 중 가장 유해한 구성성분으로 암세포에 대한
    세포독성으로 작용합니다.

* 하이알루로니다제
  - 모세혈관 투과성을 증가시키며, 혈액순환을 촉진시키고,
    봉독을 조직에 투과시키는 작용을 합니다.
  - 국소지방조직을 분해시키는 효과로 다이어트에도 응용
    되고 있습니다.

3) 아민류: 히스타민, 도파민, 노르에피네플린

혈관 확장, 모세혈관 투과성 증가, 혈액순환 촉진, 평활근 자극 효과를 가져옵니다.

이러한 성분들로 구성된 봉독의 약리작용을 살펴보면 신경 독성작용, 소염 진통작용, 알러젠 작용, 통증 유발작용, 세포용해, 면역 조절작용, 순환 촉진작용, 항균작용, 방사능 저항성작용 등이 있으며, 이중 소염 진통작용에는 부신피질 자극 효과와 대항자극 효과, 유해 산소 억제작용이 있습니다.

이러한 다양하고 유익한 성분들과 효능들을 이용하여 최근에는 3대 남성질환 치료에 시행하고 있습니다. 바로 현대의학에서 치료가 어려운 조루증, 만성 비세균성 전립선염, 그리고 발기력 저하입니다.

* 조루증
  - 성기 바디와 귀두 부분에 위치한 감각신경의 예민함이 문제입니다.
  - 이파민(apamin): 작은 용량은 중추신경계를 자극하는 작용을 하지만, 많은 용량은 신경 독성작용을 일으킵니다.

* 발기부전
  - 성기 해면체에 위치한 동맥의 확장작용, 정맥의 수축작용이 중요합니다.

- 히알루론다제(hyalurondase): 모세혈관 투과성 증가, 혈
  액순환 촉진, 봉독을 조직에 투과시키는 작용을 합니다.
- 히스타민(histamine), 도파민(dopamine): 혈관 확장, 모세
  혈관 투과성 증가, 혈액순환 촉진, 평활근 자극작용을 합
  니다.

* 전립선염
  - 만성 비세균성 전립선염입니다.
  - 멜리틴(melitin): 항염작용을 합니다.
  - 엠디엠 펩타이드(MDM peptide): 항염, 진통작용을 합니다.

이제 봉독약침은 기존의 통증, 염증 치료 영역에서 발전하여
난치병인 자가면역질환 치료와 항암치료 그리고 3대 남성질환
인 조루증, 전립선염, 발기부전 등의 영역으로 치료 범위를 확
장해 나가고 있습니다.

13 | 봉침을 이용한 조루 치료법 공개

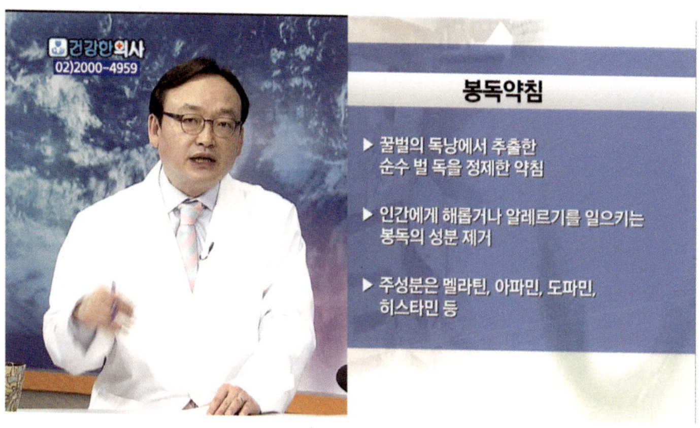

봉독약침의 정의 (출처: 매일경제TV 〈건강한의사〉)

알레르기 인자를 제거한 안전한 봉침용액을 주사기에 주입하여 성기와 성기 부근 그리고 회음혈과 특정 혈자리에 주입함으로써 조루 증상을 치료합니다.

보통 1주일에 1~2번 내원치료를 시행하며 처음에는 0.2cc부터 시작하여 내원 시마다 용량을 점차 증량하여 최대 2cc까지 증량 가능합니다.

조루증의 원인 중 하나인 귀두와 바디 부분의 과민성은 봉침 치료를 통해 개선이 가능하며 환자에 따라서 귀두가 특히 예민한 경우엔 귀두 바로 밑 부분에 주위를 돌아가면서 봉침을 시술하는 것이 효과적이며, 경우에 따라서는 바디나 뿌리 부분이 예민한 경우 예민한 부위에 시술량을 늘리는 것이 효과적입니다.

봉독을 성기 부분에 시술하면 즉각적으로 귀두 끝 부분까지 작열심이 발생하는데 보통은 1~20분 안에 찌릿거림과 작열감은 사라집니다. 작열감의 이유는 봉독의 신경독 성분이 신경을 타고 작용하는 현상입니다. 특히 성기 부분에 감각신경이 예민하고 많이 발달한 환자의 경우 더욱 강한 작열감을 호소합니다.

알레르기 인자를 제거한 안전한 봉침액이라 하여도 100명 중 1명 정도는 가렵거나 붓거나 하는 알레르기가 발생되므로 처음부터 많은 용량을 주입하는 것은 바람직하지 않으며 부작용 발생 시 차가운 찜질과 충분한 수분 섭취로 증상을 빠르게 개선시킬 수 있습니다.

만약 환자가 발기력 저하 및 발기부전을 동반한 경우엔 회음혈과 하복부에 봉침을 동시에 시술하는 것이 효과적이며 전립선염 증상이 있는 경우엔 회음혈 주위와 천골 부위에도 봉침시술이 필요합니다.

조루 증상이 경미한 경도 조루증의 경우엔 봉침시술만으로도 조루를 치료할 수 있지만 중등도 이상의 조루증인 경우 치료 한약, 캡슐형 한약, 약침치료, 사암침, 인지행동치료, 명상치료 등 다양한 치료법이 반드시 병행되어야 합니다.

또한 귀두 부분이나 해면체 부위는 가급적 주사기를 통한 상처가 나지 않게 하는 것이 좋기에 귀두 바로 아래 부분이나 바디 부분에 시술 시에는 피내나 피하로 봉침액을 주입하는 것이 안전합니다.

그리고 알레르기 테스트나 정제된 봉독, 알레르기 인자를 제거한 봉독시술, 아나필락시스 부작용에 대한 신속한 대처 등을 위하여 반드시 한의사의 정확하고 안전한 시술이 중요합니다.

간혹 한의원에 내원하시는 환자분들 중 살아 있는 벌침을 직접 귀두 부분에 자입하여 울퉁불퉁하게 된 모양을 자랑하시는 분들도 계시는데 이는 생명을 담보로 하는 무면허의료행위이기에 삼가야 합니다.

14 | 다양한 조루증 치료방법

한의학의 가장 뛰어난 장점 중 하나가 바로 원인에 따른 다양한 치료방법입니다. 단순히 신경을 자르고, 항우울제 계통을 투여하고, 국소마취제를 사용하는 현대의학적 조루 치료법보다 환자의 체질과 원인, 증상에 맞게 변증된 치료법들이 훨씬 더 효과적이라는 사실을 진료실에서 직접 경험합니다.

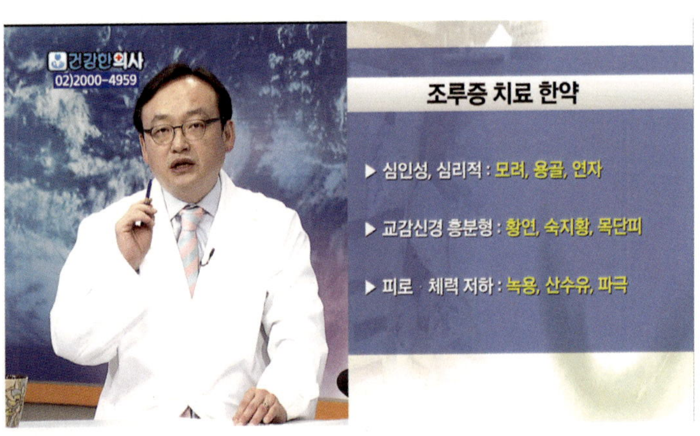

조루증 치료 한약 (출처: 매일경제TV 〈건강한의사〉)

위에서 상술한 봉침요법 이외에도 조루증에 도움이 되는 다양한 한의학적 치료법을 공개합니다.

1) 섬수 약침요법

섬수는 두꺼비의 분비물을 채취한 것으로 오래전부터 한의학에서 치료용 약재로 사용해왔습니다. 최근에는 대한약침학회에서 섬수 약침을 개발하여 임상에 사용 중인데 세로토닌, 멜라토닌 그리고 뇌에서 이들을 생성하는 전구체 등 항우울증 치료 효능을 지닌 신경전달물질만을 용매분리정제법을 이용하여 추출, 정제하여 만든 약침입니다.

조루증의 원인을 세로토닌 부족으로 파악하여 프릴리지라는 약을 개발하여 처방하는 외국의 임상에서 보듯이 행복 호르몬이라고 불리는 세로토닌은 우울증, 불면증 등 신경정신과 질환 및 조루증에 이르기까지 매우 중요한 신경전달물질입니다.

기존의 항우울제 계통이 다양하고 심각한 부작용으로 투여에 신중을 기하여야 하는 상황이지만 섬수 약침은 자연계에 존재하는 천연물에서 안전하고 과학적인 방법으로 추출한 물질이기에 많은 신경정신과 질환 치료뿐만 아니라 조루증 치료에도 중요한 역할을 하고 있습니다.

2) 사암침요법

한의학에 존재하는 다양한 침 치료방법 중 사암침법은 한국

고유의 침 치료방법으로 팔, 다리 4군데 혈자리에 4개의 침을 시술하여 오장육부의 밸런스를 조절하여 주며 경락을 조절하여 특히 내과질환에 매우 효과적인 침 치료법입니다.

남성질환 치료 시에도 다른 침 치료방법보다 조루증, 전립선염, 발기력 저하 등에 뛰어난 효과를 나타내고 있습니다.

3) 한약치료

중능노 이상이 조루증이나 만성 비세균성 전립선염, 발기력 저하 등에 치료한약 복용은 상당히 중요합니다. 당연히 환자의 체질과 원인 증상에 따라 처방이 달라집니다.

* 소양인 체질
  - 교감신경 흥분형이 많으며 급한 성격과 성적인 자극에 빠른 반응 그리고 빠른 사정이 특징입니다.
  - 체질개선을 위한 육미지황탕이나 오령산 계통의 한약이 효과적입니다.

* 태음인 체질
  - 심인성 조루증이 많이 나타나는 체질입니다.
  - 귀비탕, 온담탕, 청심연자음, 계지가용골모려탕 등 심리적 문제를 해결하는 계통의 한약이 효과적입니다.

* 소음인 체질
  - 조루증이 가장 적게 발생되는 체질로 주로 체력저하에 따

른 발기력 문제, 그리고 이에 따른 조루증이 특징입니다.

- 기운을 보강해주는 보중익기탕류의 한약이 효과적입니다.

4) 특수 캡슐형 한약

일반 탕약으로 잘 개선되지 않거나 휴대성이 필요한 경우 처방합니다.

- 한수석: 교감신경 흥분을 억제시킵니다.
- 유황: 하복부의 온도를 올려주고 양기를 강화시킵니다.
- 건질: 어혈을 제거하고 혈액순환을 개선시킵니다.

5) 한방연고 '위너크림'

저자가 직접 개발하고 특허출원 중인 한방연고, 한방크림 제재입니다. 여러 가지 천연물 생약으로 구성된 연고 형태의 전문한의약품으로 평상시 하루 1~2번 성기와 주변에 발라서 조루증을 치료하고 발기력을 강화시키며 전립선염 치료에 도움을 주는 치료방법입니다.

기존의 조루 개선을 위한 국소마취제는 빨리 바르면 효과가 없고, 너무 일찍 바르면 남성과 더불어 여성의 성기 부분도 마취가 되어 건강한 성생활을 영위하기엔 여러 가지 단점이 있었습니다. 이제 많은 남성질환 환자들을 임상에서 진료, 치료하면서 국소적인 연고나 크림 형태의 치료제에 대한 필요성을 인식하여 수년간의 연구와 임상시험을 통해 개발한 전문한의약품입니다.

6) 심리치료와 인지행동치료

심인성 조루증과 심인성 발기부전 등은 남자의 심리상태가 매우 중요하며 이러한 심리상태 개선 및 부정확한 성생활의 지식과 정보를 올바르게 인지시킴으로써 마음의 문제를 치료하는 기법입니다.

반복적인 조루증은 성관계에 대한 불안, 초조를 유발시키며 잘해야겠다는 마음에서 강박증까지 발생됩니다. 이러한 심리적인 문제들은 단순히 봉침, 약침, 한약만으로는 원인치료가 부족하기에 심리상담 및 인지행동 치료기법을 시행합니다.

7) 명상치료

조루증의 중요한 원인 중 하나인 세로토닌 부족과 심리적인 문제들을 효과적으로 치료할 수 있는 방법이 바로 명상입니다. 수천 년의 역사를 자랑하는 명상은 이미 1960년대부터 미국 하버드 의대에서 그 효과를 과학적으로 연구, 증명하였으며 한국보다는 미국이나 유럽에서 많은 연구를 진행하고 있습니다. 스트레스 해소 효과, 세로토닌 증가 효과, 정신의 집중과 이완 효과 등이 조루증 치료에도 많은 역할을 하고 있습니다.

15 | 조루 극복을 위한 비법 공개!

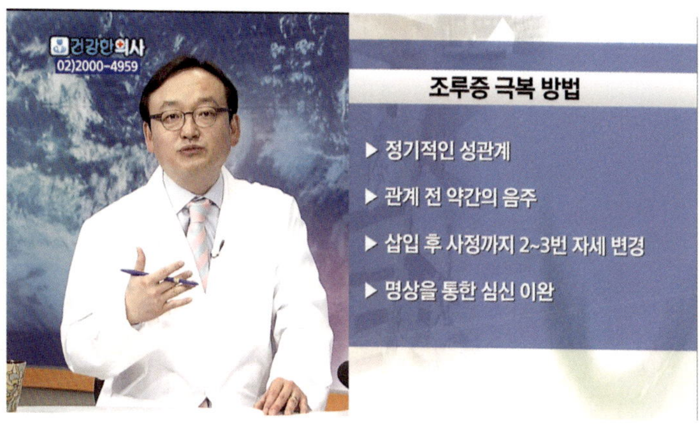

조루증 극복 방법 (출처: 매일경제TV 〈건강한의사〉)

많은 남성들이 조루증으로 고민하고 스트레스를 받고 있기에 조루증을 탈출할 수 있는 방법들이 은밀하게 전해지거나 인터넷상에서 돌고 있습니다. 효과적인 방법도 있으며 효과는 미미하고 부작용이 우려되는 방법들도 있어 임상 경험을 통한 조루증 극복 비법을 공개해봅니다.

1) 잦은 성관계가 필요하다?

대부분의 남성들은 오랜만에 성관계를 하다보면 빠른 사정을 하는 경우가 많습니다. 3개월, 6개월 만에 하는 성관계 시 조루증상은 어쩌면 당연한 결과인지도 모릅니다. 조루증 치료 기간 동안에는, 아니 조루증을 탈출하기 위해서는 보다 잦은 정기적인 성관계가 필요하며 여의치 않을 경우엔 주기적인 자위행위도 불가피합니다.

20대에 자위행위를 한 후에 성관계를 가지면 사정 시간이 연장되는 효과를 경험해보신 적이 있으시죠? 마치 공부하는 학생들이 자주 모의고사를 치러야 본고사를 잘 볼 수 있는 이치와 비슷합니다.

2) 관계 전 약간의 음주는 약이다?

술은 우리 몸에 약이면서 독으로 작용합니다. 성관계 전에 만취는 발기부전이나 정상적인 성관계를 어렵게 만들 수 있지만 약간의 음주는 몸과 마음의 긴장을 이완시키고 몸의 감각을 둔화시켜 삽입 후 사정까지의 시간을 연장시키는 데 도움을 줍니다. 평상시 주량이 소주 2병이라면 관계 전 한 병 정도의 음주는 적당한 수준입니다.

3) 관계 시 몇 번의 자세 변경이 필요하다?

몇 년 전 조루증 환자에게 부부관계 시 자세를 변경하라고 말씀드렸더니 "자세를 변경해야 하나요?"라는 대답이 돌아온 적 있습니다. 수년간 정자세로만 부부관계를 하면서 조루증을 경험했던 환자 이야기입니다.

관계 시 자세변경은 남자에게는 잠시 쉬어가는 시간이라고 표현합니다. 20~30초간 자세를 변경하는 시간은 흥분된 교감신경을 잠시라도 안정시킬 수 있는 쉬는 시간입니다.

또한 남자들마다 급한 사정을 유도하는 자세가 있으며, 조금은 견딜 수 있는 자세가 있습니다. 그 자세가 정자세, 후배위, 측와위, 여성상위 등등 서로 다를 수는 있지만 조루증을 치료받으면서 시간이 조금씩 연장된다면 이제는 본인이 오래할 수 있는 자세와 빠른 사정이 유발되는 자세를 스스로 파악하여 시간안배와 자세변경이 필요합니다.

물론 1분 이내 사정을 경험하는 고도 조루증의 경우엔 자세를 변경할 시간적 여유가 없어 일단은 치료를 받아야겠지만요.

4) 관계 전 호흡도 중요하다?

빠른 사정과 심인성 발기부전은 심리적인 요인도 강하게 작용합니다. 또한 과도하게 교감신경이 빠르게 흥분하는 것도 원인입니다. 이러한 문제는 성관계 전 간단한 호흡법으로 호전이 가능합니다. 방법은 들이마시는 숨보다 내쉬는 숨을 길게 하는 것입니다. 마치 한숨을 쉬는 것처럼 내쉬는 숨을 길게 하는 호흡법은 불안과 초조를 해소시키고 교감신경을 안정시키는 데 도움이 됩니다.

5) 의식의 이동도 중요한 포인트다?

심인성 성기능 장애에 명상치료가 매우 좋은 효과를 나타냅니다. 명상하면 어렵게 생각되실 것 같은데 쉬운 예로 말씀드리겠습니다.

농담 같은 이야기로 조루로 고민하는 친구에게 관계를 하면서 애국가를 속으로 불러보라고 조언해주는 경우가 있습니다. 이는 성관계 시 성기나 몸에서 느껴지는 성감에 집중하게 되면 사정이 빨라지니 의식을 다른 곳으로 돌려보라는 의미입니다.

성관계 전 지난번 관계 시 너무나 빠른 사정으로 당황했던 기억을 떠올리면 몸은 급작스럽게 반응합니다. 심박수는 빨라지고, 식은땀이 나며, 이번에도 그러면 얼마나 당황스러울까 하는 걱정이 앞서게 됩니다. 이런 상태에서 기대했던 결과를 얻을 수 있을까요?

이러한 여러 가지 의식 상태를 집중과 이완을 통해 해결하는 방법이 바로 명상치료입니다.

16 | 조루증에 효과적인 호흡법과 명상방법은?

한국에서만 조루수술을 시행하고 있다면 혹시 한국 남자들의 조루 증상이 다른 나라보다 많은 건 아닐까요? 수요가 많다 보니 공급이 발생한 것일지도 모릅니다.

진료실에서 많은 조루증 환자들을 상담해보니 대한민국의 특성상 빨리빨리 문화가 혹 조루증을 유발하는 것은 아닌지 생각해봅니다.

식사도 빨리, 일도 빨리, 승진도 빨리, 성관계도 빨리.

빠른 생활습관은 스트레스를 유발시키며 세로토닌 분비를 억제하여 조루증을 만들어낼 수 있습니다. 이러한 체질적인 성급증이나 문화적인 빨리빨리를 개선하는 방법이 바로 명상입니다.

앞서서도 수천 년의 역사를 통해 내려오는 명상기법이 1960년대부터 미국 하버드 의대를 시작으로 과학적, 의학적 연구가 시작되었으며 현재는 국내보다 미국이나 유럽에서 선풍적인 인기를 끌고 있다고 말씀드렸습니다.

명상은 크게 4가지 효과로 요약됩니다.

- 스트레스를 해소시킨다.
- 집중력을 강화시킨다.
- 면역기능을 개선시킨다.
- 세로토닌 분비를 촉진시킨다.

이러한 다양한 효과가 조루증 탈출에도 필요합니다.

1) 교감신경을 안정시키고 부교감신경을 활성화시키는 호흡법?

앞서서도 잠깐 언급하였지만 우리는 긴장되고 떨리는 순간에 나도 모르게 심호흡을 하게 됩니다. 한마디로 내쉬는 숨을 길게 하는 호흡법입니다. 들이마시는 숨보다 내쉬는 숨이 길어지면 흥분되는 교감신경을 안정화시킬 수 있어 성관계 전 10번의 심호흡만으로도 사정 시간을 연장시킬 수 있습니다.

2) 지나간 과거를 후회하지 말고, 오지 않은 미래를 걱정하지 말라?

명상에 있어 가장 중요한 원칙입니다. 오직 현재 지금 이 순간 여기에만 집중하며 지나간 과거를 후회하지도 말고, 오지 않은 미래를 미리 걱정하지도 말라는 의미입니다.

성관계에서도 적용됩니다.

오래전 첫 경험에서, 얼마 전 성관계 시에 말도 안 되는 빠른 사정을 생각하게 되면 이번에도 걱정이 앞서게 되고 불안해집니다. 그러한 심리 상태는 조루증을 유발시키게 되고요. 또 "이번에도 그러면 어떡하나" 하는 오지 않은 미래에 대한 걱정은 몸과 마음을 긴장시키게 됩니다. 중요한 것은 오직 지금 이 순간 여기에 나와 함께 있는 상대방입니다. 지금 이 순간에 집중하는 집중력이야말로 최고의 성기능 향상법입니다.

3) 집중 명상기법이 효과적이다?

집중명상법은 의외로 간단합니다. 마음속으로 숫자를 세거나, 호흡의 수를 세거나, 한두 가지 단어에 집중하는 방법입니다. 그러한 집중은 잡념으로부터 탈출시켜주며 마음을 편안하게 만들어줍니다. 마치 성관계 시 마음속으로 애국가를 부르면 시간이 길어지는 것과 유사하죠. 조루 증상은 관계 시 성기나 몸에서 느껴지는 느낌에 집중하면 할수록 악화됩니다.

삽입 후 피스톤 운동을 하면서도 의식은 다른 곳으로 이동시키는 것이 필요합니다.

- 1~10까지 반복적으로 숫자를 세어본다.
- 빠른 피스톤 운동 시 숫자를 세거나 단어에 집중하기 어려우면 침대나 부근에 있는 어떤 사물이라도 좋으니 시

선을 집중해본다.

- 사정감이 몰려올 때는 본인에게 가장 나쁜 기억이나 무
  서운 생각을 떠올려본다.

이러한 집중명상법은 몸에서 느껴지는 쾌감에 빠른 속도로
빠져들게 하지 않고 다른 대상으로 의식을 이동시켜 사정 시간
을 늘어나게 도와줍니다. 본인이 여러 가지를 시도해보고 가장
하기 쉬운 집중명상법을 선택하여 반복 시행하면 됩니다.

17 | 발기란?

발기란 남자의 성기가 여러 가지 자극에 의하여 커지거나 딱딱해지는 현상을 의미합니다.

남자의 음경은 페니스, 남근, 자지, 고추 등으로 불리며 음경의 내부에는 해면체 조직이 있어 여기에 혈액이 유입되면 평소보다 2~3배 이상 커지면서 딱딱해지는 발기현상이 나타납니다. 한국 남성들의 발기된 성기 사이즈는 평균 13cm 정도라고 알려져 있으나 개인차가 큰 편입니다.

발기는 크게 4가지로 구분이 가능한데,

- 심인성 발기: 성적인 장면을 상상하거나 심리적으로 섹스와 관련된 이미지를 떠올리는 경우 발기가 됩니다.
- 반사성 발기: 손으로 만지거나 외부 자극에 의하여 자율신경의 반응으로 발기되는 현상입니다.
- 수면 중 발기: 수면 중 특히 램 수면 중 무의식적으로 3~4회 정도 발기가 되며 약 10~20분 정도 유지가 됩니다.

- 발기부전제에 의한 발기: 비아그라, 시알리스, 레비트라, 88정 등 발기부전제의 효과에 의하여 강제적으로 발기가 되는 경우이며 다양한 부작용이 동반될 수 있습니다.

정상적인 성생활을 영위하기 위해서는 발기된 상태가 적어도 5분 이상은 유지되어야 합니다. 그러나 다양한 원인으로 발기력이 저하되거나 발기 상태가 유지되지 못하면 삽입과 피스톤 운동이 불가능해져서 정상적인 성관계가 불가능해집니다.

이를 해결하기 위하여 많은 남성들은 발기부전제 복용, 운동, 식이요법, 건강보조식품 복용 등 다양한 노력들을 하고 있습니다.

18 | 발기부전, 발기력 저하의 다양한 원인은?

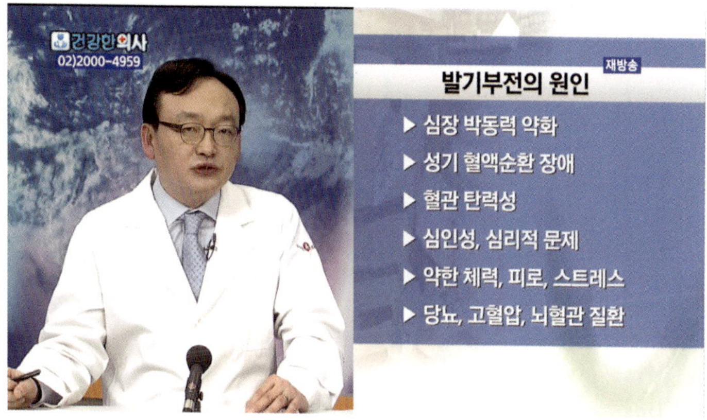

발기부전의 원인 (출처: 매일경제TV 〈건강한의사〉)

　　남자 나이 40살이 넘어가면서 어느 날 갑자기 발기력이 떨어지는 현상을 목격하게 되면 나이가 들어감을 느끼게 됩니다. 남자의 자존심과 같은 발기력! 발기력 저하의 다양한 원인들을 정리해봅니다.

1) 심장 박동력 저하

발기는 심장의 박동력의 결과로 많은 혈액이 정맥을 통해 성기로 유입되면서 발생하는 현상입니다. 노화나 다른 원인에 의하여 심장 박동력이 저하되면 발기 시간이 늦어지고, 발기력이 약화되며, 발기 유지 시간도 줄어들게 됩니다.

2) 성기 해면체 동맥경화

성기 해면체에 분포한 동맥은 직경이 0.7㎜ 정도로 매우 가늘기에 이 동맥에 중성지방이 끼거나 경화가 진행되면 혈액 유입량이 줄어들어 발기력이 떨어지게 됩니다. 비만과 노화 인자와 관련성이 많으며 혈액을 맑게 하고 동맥의 탄력성을 개선시키는 다양한 노력에 의하여 개선이 가능합니다.

3) 성기 해면체 정맥 수축력 문제

심장의 박동력과 성기 해면체 동맥의 탄력에 의하여 유입된 혈액은 해면체와 정맥의 수축력에 의하여 성기에 10~60분간 저장되어 발기력을 유지하게 됩니다.

문제는 정맥의 수축력이 저하되어 발기는 되지만 유지가 안 되는 경우들이 있으며 이런 현상으로 인하여 성관계 시 마음이 급해지고 조루 증상까지도 병행되는 경우들이 있습니다.

4) 심리적인 발기부전

보통 30대 이후에 발생하는 증상이며 평상시에는 발기가 잘 되지만 특정 상황이나 특정 대상 앞에서는 발기가 잘 안 되거나 유지가 안 되는 현상입니다. 심리적인 불안감, 트라우마, 낯가림 등이 원인이며 발기부전제를 복용해도 개선이 잘 안 되는 경우들이 있습니다.

19 | 발기부전 치료제 종류와 효과 및 부작용

발기부전 치료제들은 기본적으로 음경에 작용하여 발기에 관여하는 효소인 PDE-5를 억제하는 효과입니다.

비아그라나 레비트라는 발현시간이 30분 전후이며 지속시간은 4~5시간 정도입니다. 시알리스는 발현시간이 15~30분 정도로 가장 빠르며, 지속시간도 24~36시간 정도로 가장 깁니다.

발기부전 치료제는 모두 안면홍조, 두통, 위장장애 등 부작용을 동반할 수 있으며 미국 식품의약국(FDA)에 따르면 발기부전 치료제를 복용한 뒤 사망한 환자들은 모두 협심증, 심근경색증, 심부전 등 심혈관 질환과 관련돼 있다고 합니다. 그러므로 니트로글리세린과 나이트레이트 등을 복용하고 있는 심혈관계 환자는 발기부전제를 절대 복용하면 안 됩니다.

① 실데나필 제제(비아그라, 팔팔정, 해피그라정, 불티스정): 비아그라는 기름진 음식에 흡수가 덜 됩니다.
② 유데나필 제제(자이데나): 두통 부작용이 가장 적습니다.
③ 미로데나필 제제(엠빅스정): 강한 발기력, 필름형으로

휴대 간편하며, 오심 부작용이 있을 수 있습니다.

④ 타다라필 제제(시알리스): 최장 약효 지속시간을 갖지만, 약효 발현 시간이 늦습니다.

⑤ 바데나필 제제(야일라, 레비트라): 부정맥이 있을 경우 레비트라는 주의해야 합니다.

⑥ 아바나필(제피드): 최단 시간 내 약효가 발현합니다.

보고된 공통적인 부작용을 살펴보면,

- 부정맥 환자, 심부전 환자, 협심증 환자, 관상동맥질환자
- 저혈압 환자, 고혈압 환자
- 65세 이상 고령자, 간부전 환자, 신부전 환자
- 최근 6개월 이내 뇌경색, 뇌출혈, 뇌졸중, 심근경색 환자

등의 주의나 복용을 금해야 합니다.

매우 유명한 비뇨기과 전문의는 다음과 같이 발기부전제 복용의 위험성을 경고하고 있습니다. 정확한 통계가 없고 사람들끼리 쉬쉬하는 분야이기에 때문에 사회적인 문제가 되고 있지 않지만 과도한 발기부전제 복용으로 성관계 중 심장이나 뇌에 허혈성 발작이 발생하여 사망에 이르는 경우가 상당히 많습니다. 대부분 50대 이상에서 발기부전제를 1~2알 이상 다량 복용한 경우에 급사하는 현상이 발생하므로 병원에서 처방된 복용량 이상으로 스스로의 판단에 의해 과도하게 복용하는 것은 매우 위험합니다.

20 | 발기력 저하에도 효과적인 봉침요법!

남자 나이 40살이 넘어가면서 여러 가지 몸의 증상 변화에 마음이 울적해지는 경우들이 있습니다. 그중 대표적인 증상이 바로 발기력 저하입니다. 어쩌면 자연스러운 노화현상으로 받아들여야 할 수도 있지만 특히 남자들에게 발기력은 자존심과 같은 존재라 쉽게 받아들여지지 않습니다.

여기에 발기력을 강화시키는 방법으로 발기부전제를 복용하게 되면 "이 나이에 벌써 약에 의존해야 하나" 자괴감이 들기도 합니다. 또한 이른 나이에 발기부전제 복용은 약물 내성 및 약물 의존성 경향으로 나이가 들어 정작 약물이 필요할 때에는 효과가 떨어질 수 있으며 점점 더 많은 용량의 약물이 필요할 수 있습니다.

그러므로 30~50대 정도의 남성들은 발기부전제 복용 없이 자연 발기력을 강화시키는 방법들이 필요합니다.

1) 봉침, 봉독약침, 봉약침

봉독은 오래전부터 남성 원기보강 및 성기능 개선제로 사용해오던 한약입니다. 한의학적인 기미론으로 보면 대열(大熱)하여 인체가 나이를 들면서 체온이 저하되고 원기가 부족해지는 현상을 봉독의 열성으로 개선시킬 수 있습니다.

또한 봉독 성분 중 아민류(히스타민, 도파민, 노르에피네플린)는 혈관을 확장시키고, 모세혈관 투과성을 증가시키며 혈액순환을 촉진시키는 작용으로 성기 해면체의 동맥경화를 개선시키고 혈관 탄력성을 증가시켜 자연 발기력을 강화시키는 효과가 뛰어납니다.

그렇기에 봉침을 여러 가지 목적으로 성기 부위에 시술하였을 때 가장 먼저 환자들로부터 "발기력이 강해졌습니다", "아침에 발기가 되는군요" 등등 발기력부터 개선되는 효과를 듣고 있습니다.

또한 봉독의 혈관자극 효과는 성기 해면체 정맥의 수축력을 개선시켜 발기가 된 상태로 유지되는 발기지속력 개선에도 효과적입니다.

그렇기에 성관계 직전에 복용하는 발기부전 치료제와는 다르게 평상시 꾸준하게 봉침치료를 받으면 원기 회복 및 혈관 탄력성 증가, 말초혈액순환 개선 등의 효과로 인하여 자연 발기력이 개선되고 남자의 자심감이 회복될 수 있습니다.

발기력 개선을 목적으로 봉침을 시술하는 경우 하복부 특정 혈자리(관원, 단전, 곡골 등)와 성기 바디 부분, 그리고 회음혈 자리에 환자의 나이와 체질 및 증상에 맞게 시술합니다.

2) 발기력 개선을 위한 치료한약

2000년대 발기부전제 개발 이후로 한의학에서의 남성질환 치료영역은 많이 줄어든 듯하였습니다. 그러나 양약이나 수술 등에 많은 부작용이 있어 한의학적인 치료영역은 아직도 필요 하며 다양한 효과를 발휘하고 있습니다.

체력을 보강해야 하거니, 체질을 개선해야 하거나, 발기부전 제를 복용하지 못하는 환자들의 경우 한약 복용은 매우 중요합 니다.

- 소음인: 체온을 올리고, 원기를 보강하며, 체력을 증진시 키는 한약이 필요합니다.
- 소양인: 선천적으로 성기능이 약한 체질이기에 체질개선 이 필요합니다.
- 태음인: 비만형 체질이 많아 다이어트와 성기능 개선을 위한 한약이 필요합니다.
- 캡슐형 한약: 에너지 보충과 기력 증진을 위해 다양한 캡슐형 한약을 처방하고 있습니다.

21 | 봉침은 훌륭한 성기능 개선제?

성기능이란 성행위를 위한 체력, 성욕, 정력, 발기력, 성관계 시간 등을 망라하는 단어입니다. 선천적으로 성기능이 뛰어난 남성들도 있으며 반대로 성기능이 약해 고민인 남성들도 있습니다. 소위 인간은 식욕, 물욕, 성욕 3대 욕구가 있다고 말합니다. 이 중 성욕은 다른 욕구들과 달리 편안히 이야기할 수 있는 주제가 아니기에 숨기고, 비밀스러우며, 창피하게 여기는 경우들도 많습니다. 그러면서도 늘 성기능 개선을 위한 노력은 비밀스럽게 진행되고 있습니다.

봉침은 한의학적으로나 서양의학적으로나 남성들의 성기능을 개선시키는 데 뛰어난 효과를 발휘합니다.

1) 체력, 성욕

체력과 성욕은 성기능에 있어 매우 중요한 요소입니다. 체력이 저하되면 성욕도 저하되고 점점 성기능도 떨어지게 되어 있습니다. 체력이 좋아지면 자연스럽게 성욕이 개선되며 성기능도 좋아집니다.

정기적인 봉침치료는 인체의 면역력을 강화시키고, 심장 박동력을 증가시키며 체력 증진의 효과가 있습니다.

2) 발기력

봉침이 가지고 있는 여러 가지 효과 중 말초혈액순환 개선 효과는 일반적인 혈액순환 장애 질환에도 효과적이지만, 성기 해면체의 혈관 탄력성을 증가시켜 자연 발기력을 강화시키는 효과가 있습니다. 30대 이후부터 저하되는 발기력 개선을 위한 효과적인 치료제가 될 수 있습니다.

3) 조루

정상적인 성생활을 하기 위해서는 삽입 후 5~10분 정도의 피스톤 운동이 필요하며 어느 정도 사정을 조절할 수 있는 능력도 필요합니다. 남자들 3명 중 1명이 고민하고 있다는 조루, 비뇨기과 수술로도 잘 해결되지 않는 조루증 치료에 봉침은 매우 효과적입니다.

봉독 성분 중 신경독 성분인 아파민(apamin)으로 인하여 성기의 예민한 감각신경을 둔화시킬 수 있습니다. 물론 봉침 이외에 세로토닌 성분을 촉진시키는 섬수약침, 체질개선을 위한 한약, 교감신경을 완화시키는 캡슐형 한약 등 다양한 한의학적인 치료법이 필요합니다.

4) 전립선과 성기능

전립선은 정액 생성과 방광을 세균으로부터 보호하는 기능을 수행합니다. 문제는 여러 가지 원인에 의하여 전립선에 염증이 발생하게 되면 빈뇨(잦은 소변), 잔뇨감, 소변 시 통증, 야간뇨, 급박뇨 등 다양한 증상이 발생합니다.

이러한 만성 비세균성 전립선염은 남성들의 성기능을 직접적으로 저하시킵니다. 발기력을 떨어뜨리고, 성욕을 저하시키며, 체력도 딸리게 됩니다. 봉침이 가지고 있는 강력한 소염작용과 면역력 증가작용은 만성 전립선염 치료에 효과적이며 전립선 기능이 개선되면 성기능은 자연스럽게 회복될 수 있습니다.

22 │ 다양한 한방 남성정력제, 정력에 좋은 음식은?

남성들이 정력제를 찾기 시작한 역사는 아마도 수천 년이 넘었을 것 같습니다. 나이가 들어감에 따라 노화현상이 찾아오고 성기능과 정력이 저하되면서 다양한 음식과 건강보조식품 그리고 한약이나 술을 찾게 되는데 정리해보겠습니다.

① 굴: 오래전부터 서양에서 남성 정력 식품 1등으로 알려진 굴! 피로회복 물질인 타우린이 풍부하게 들어 있으며 정자 형성에 관여하는 아연 성분이 많이 들어 있습니다. 또한 굴에 들어 있는 핵산 성분도 성기능 개선에 중요한 영양소입니다. 아연은 남성의 정자를 만드는 데 필수적인 성분으로 남성호르몬인 테스토스테론을 활성화하는 데 중요한 물질이며 나폴레옹이나 우리나라의 영조대왕도 굴을 좋아했다고 합니다. 미국에서도 대학병원 연구팀에서 굴의 정력증강 효과에 대하여 보고하였습니다.

② 마늘: 마늘에는 남성의 발기를 촉진시키는 알리신이라는

성분과 성기능을 개선시키는 스코르지닌이라는 성분이
들어 있어 예로부터 불교에서는 수행자들에게 금기시하
였습니다.

③ 참치: 서양에서 굴과 더불어 정력제로 알려진 대표적인 음
식이 바로 참치입니다. 남자의 성기능과 정자 생성에 도
움을 주며, 불포화지방산은 정력을 증진시키고 전립선암
을 예방하는 효과가 있어 스태미나 음식으로 유명합니다.

④ 장어: 『동의보감』에 허로를 보하고 상처회복에 효과가 있
으며 만성소모성 질환 회복에 도움이 된다고 기록되어
있는 장어. 양을 일으키고(성기를 발기시킴) 양념을 해서
복용하면 몸을 보한다는 기록도 있습니다. 대부분 혈관
건강을 개선시키는 영양분들이 많아 남성 성기능 개선에
효과적입니다.

⑤ 추어탕: 『본초강목』에 미꾸라지는 배를 따뜻하게 하고 원
기를 보강하며 기력을 강화시키고 성기능 개선에 효과가
있다고 기록되어 있습니다. 풍부한 단백질, 비타민 A, 칼
슘, 무기질이 풍부한 성기능 개선 식품입니다.

⑥ 부추: 한자로 기양초(起陽草)라고 합니다. 양을 일으키는
풀, 한문의 묘미가 있지요? 부추에 함유되어 있는 황화아
릴 성분은 비타민 B1과 결합하여 알리티아민이 되는데
이 성분이 바로 천연 피로회복 성분이며 피로가 회복되
니 정력과 성기능이 개선되는 효과가 따라옵니다. 한의학

적으로는 성질이 따듯하고 위장에 좋으며 기력을 보강해
준다는 기록도 있습니다.

⑦ 녹용: 녹용은 사슴의 뿔로 양기를 보강하는 대표적인 보약
입니다. 보양이란 양허증을 치료하는 의미로 추위를 타거
나, 허리나 관절에 힘이 빠지는 현상, 배가 아프거나 설사
를 하거나, 빈뇨, 잔뇨감, 정력부족, 성기능 저하 등의 증
상을 개선해주는 한약입니다. 러시아산을 원용이라 하여
가장 효과가 좋다고 알려져 있으며, 중국산과 뉴질랜드산
이 그 뒤를 따릅니다. 한국에서 채취하는 꽃사슴 뿔은 유
효성분이 적어서 녹용만은 수입품을 최상품으로 여깁니다.

⑧ 인삼, 홍삼: 인삼은 대표적인 보기약입니다. 기, 즉 에너
지가 부족한 현상을 보충하는 한약으로 예로부터 귀한
보약으로 처방되어 왔으며 한국에서 자생하는 인삼을 최
고로 여깁니다. 이 인삼이 찌고 말리는 과정을 거치면 홍
삼이 되고 인삼보다는 뜨거운 성질이 줄어 체질적인 부
작용을 개선시킵니다.
늘 피로하고, 성욕이 저하되며, 몸이 차고 추위를 타며,
소화기능이 약한 소음인에게 대표적인 보약입니다.

⑨ 오자(오미자, 구기가, 차전자, 복분자, 토사자): 오자란 오
미자, 구기자, 차전자, 복분자, 토사자 등 5가지 한약재를
지칭합니다. 예로부터 남성 정력이나 성기능을 강화시키
는 처방에 가미하였으며 각각의 효능은 약간씩 다르나

성적인 능력을 향상시키고 소변을 시원하게, 피로를 개선하며, 정자의 활동성을 강화시키는 효능이 있습니다.

⑩ 음양곽(삼지구엽초): 옛날 중국의 양치기 어르신이 양들 중 숫양 한 마리가 하루에 수백 마리의 암양과 교미를 하고 산으로 올라간 뒤 내려올 때는 기운차게 내려오는 것을 보고 본인도 따라서 산으로 올라가 양이 뜯어 먹던 풀을 먹어보니 본인도 정력이 강해져 회춘도 하고 아들도 낳았다는 이야기가 있습니다. 남성들의 성기능 개선, 강정작용, 발기력을 강하게 하는 효능이 있습니다.

⑪ 야관문(비수리): 맛은 쓰고, 약간 매우며, 독이 없고, 폐·간·신장에 작용합니다. 35도 이상 증류주에 우려내어 복용하면 양기부족, 조루, 발기력 저하, 성기능 저하에 효과가 좋습니다.

⑫ 유황(법제 유황): 천하의 명약으로 알려진 유황을 법제하여 약용으로 사용하는 것입니다. 항암작용, 피부병 치료, 양기회복, 정력강화, 혈전용해, 강근골, 염증완화 효과가 있습니다.

⑬ 산삼, 산삼약침: 한방 최고의 보약인 산삼은 보기약, 보양약으로 오래전부터 처방하던 한약입니다. 최근에는 자연산 산삼이 너무 고가이기에 산양산삼, 산양삼 등의 재배삼이 나오고 있으며 약침 성분으로 제조되어 경혈이나 혈맥에 직접 주입하는 방식을 사용하기도 합니다.

23 | 전립선이란?

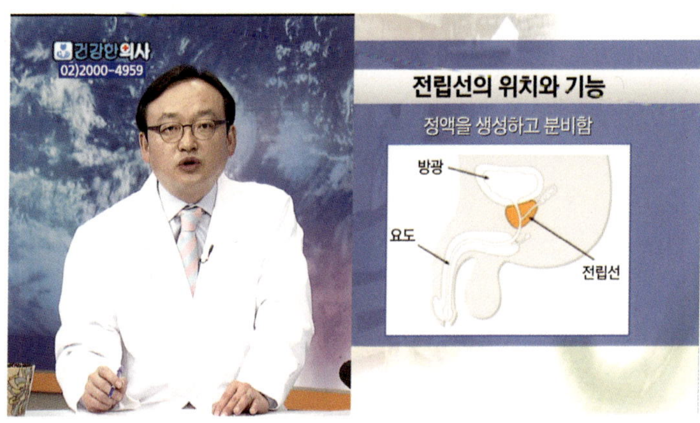

전립선의 위치와 기능 (출처: 매일경제TV 〈건강한의사〉)

전립선은 남자에게만 존재하는 기관으로 방광 바로 아래 호두와 비슷한 모양으로 위치하고 있습니다. 정액의 약 30%를 생성하며 전립선액이라고도 불립니다.

전립선액은 정자의 활동성을 증가시키며 여성의 질 내로 사정되었을 때 산성 성분인 질 내부의 환경에서도 정자가 죽지 않고 난자까지 갈 수 있도록 방어하는 역할을 합니다. 또한 요로감염을 방어하는 역할을 수행합니다. 특히 전립선액은 구연산과 아연 성분이 들어 있어 살균작용을 수행하며 요도를 통해 방광으로 올라가는 염증성 질환을 방어하는 효과가 있습니다.

그러나 여러 가지 원인에 의하여 전립선에 염증이 발생하게 되면 다양한 소변 관련 질환(빈뇨, 잔뇨감, 야간뇨, 급박뇨, 배뇨통증)과 성기능 저하(성욕 저하, 발기력 저하, 조루증) 증상이 발생하게 되며, 노화현상의 한 가지인 전립선비대증은 60대 이후 어르신들을 괴롭히는 난치성 질환입니다.

24 | 전립선염 원인과 증상은?

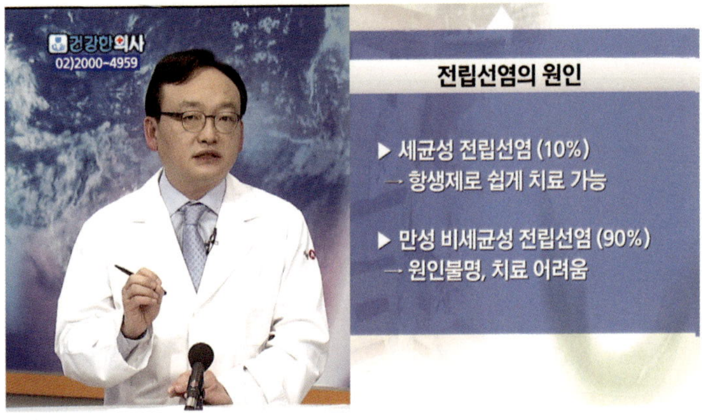

전립선염의 원인 (출처: 매일경제TV 〈건강한의사〉)

전립선염은 급성 전립선염, 만성 전립선염으로 크게 구분 가능합니다. 전립선에 염증이 발생하면 하복부, 고환, 성기, 회음부에 통증까지 유발되며 여러 가지 소변 문제와 성기능 저하로 인하여 삶의 질을 떨어뜨리는 난치성 질환입니다.

1) 급성 전립선염

전립선에 발생하는 급성 염증입니다. 성기와 고환, 하복부 통증, 빈뇨, 배뇨통증, 작열감, 전심 발열 등의 증상이 동반됩니다. 주로 세균에 의해 발생하며 항생제 복용이나 투여로 호전 및 치료가 가능합니다. 세균이 요도를 통해 전립선으로 이동하여 발병하는 경우가 많으며 대장균, 엔테로코쿠스, 곰팡이성 병원균이 원인균입니다. 전체 전립선염 중 약 5% 정도를 차지합니다.

2) 만성 전립선염

전립선에 발생하는 만성적인 염증으로 대부분 비세균성이기에 치료가 매우 어렵고, 완치가 불가능하다는 의견도 있습니다.

- 하복부 통증(소변이나 대변이 잘 배출되지 않을 때 더욱 심해짐)
- 고환, 성기, 회음부에 연관통증 발생
- 빈뇨(전립선의 부종과 염증으로 요도가 압박을 받아 발생), 잔뇨감
- 발기부전, 발기력 저하, 성욕 저하, 조루증, 성기능 저하

만성 비세균성 전립선염은 세균에 의한 문제가 아니기에 비뇨기과 약물치료로 잘 호전이 안 되거나 호전과 악화가 반복되어 삶의 질을 떨어뜨립니다.

25 | 전립선염, 현대의학으로 치료가 어렵다?

세균성 전립선염, 즉 급성 전립선염은 항생제 치료로 어렵지 않게 호전 및 완치가 가능합니다. 문제는 전립선염의 95%를 차지하는 만성 비세균성 전립선염입니다. 특별한 원인이 밝혀지지 않은 만성 비세균성 전립선염을 치료하기 위하여 현대의학에서는 항생제, 알파차단제(요도를 확장시켜 빈뇨를 호전시키는 약), 소염제 등을 처방하고 있으나 증상 호전에 어려움을 겪고 있으며 장기간의 항생제 투여로 위장장애, 두통, 이명 등 각종 부작용을 호소하는 경우들이 많습니다.

이러한 문제들 때문에 양방 병원에서는 전립선 마사지를 통한 전립선액 배출이나 정기적인 성관계 또는 자위행위를 통한 정액 배출을 권장하고 있습니다.

전립선은 혈관분포가 적어 약물의 유입이 어렵고, 정확한 원인에 따른 처방이 아니고 대증처방이 대부분이기에 증상이 잘 개선되지 않거나 잦은 재발로 이어집니다.

* 자기장 치료법

  - 자기장을 발생시키는 의자에 앉아서 30분 동안 회음부
    를 자기장에 노출시키면 회음부가 따뜻해지고 그 주변
    의 조직이 이완되어 전립선염으로 인한 회음부 통증 완
    화에 효과적입니다.

  - 이는 전립선의 온도를 올리기 위한 반신욕이나 한약, 유
    황들을 투여하는 한의학적인 치료법과 유사합니다.

* 전립선 튜나요법

  - 전립선의 염증 조직을 레이저로 제거하는 수술요법입니다.

  - 일부에선 효과적으로 받아들이지만, 다른 일부에서는 수
    술과정의 통증이나 수술 후 무호전, 증상악화로 치료효
    과에 의문을 제기하기도 합니다.

* 전립선 직접 주사요법

  - 항생제를 경구 복용할 경우 전립선까지 약효의 도달이
    어려워 주사기를 이용하여 전립선에 직접 항생제 주사
    를 주입하는 치료법입니다.

  - 다만 그 효과에 대해선 아직 논란이 되고 있습니다.

사실 현대의학에서 치료방법이 다양하다는 것은 그만큼 치
료가 어렵다는 의미입니다. 약물치료로 잘 호전되지 않는 경우
들이 많아 수술요법, 전립선 온열요법, 전립선 마사지요법 등
이 개발되어 시행 중이며 많은 고통받는 환자들을 위해 한의학
적으로도 다양한 치료법이 시행 중입니다.

26 | 전립선비대증이란?

　　남자들만이 가지고 있는 기관인 전립선은 정맥 생성과 방광의 방어막 역할을 하지만 전립선염과 전립선비대증으로 남성들을 괴롭히는 주범이기도 합니다. 전립선비대증은 50대 이후 남성들의 약 50%에서 경험하게 되는 질병입니다. 전립선이 비대해지면 전립선을 관통하는 요도가 압박을 받게 되고 이로 인하여 다양한 증상이 발생합니다.

　　전립선비대증의 가장 큰 유발원인은 노화와 남성호르몬(알드로겐)입니다. 전립선비대를 가지고 있는 남자들의 약 50%는 다양한 소변증상을 호소하며 이 중 20% 정도는 외과적인 수술을 하기도 합니다.

　　전립선비대는 보통 40대부터 시작됩니다. 이행대 부분에서 시작하여 중등도 비대와 고도 비대로 진행되며 요도를 심하게 압박하게 됩니다. 유전적 요인, 음식, 환경, 체질, 노화, 남성호르몬, 불규칙한 성생활등에 의해 영향을 받는 것으로 알려졌습니다. 설문조사와 더불어 다양한 검사를 시행합니다.

① 직장수지 검사: 의사가 손가락을 환자의 항문으로 삽입하여 전립선 부위를 촉진하는 방식으로 전립선암과의 구분을 위해 필요합니다. 정상 전립선은 표면이 매끄럽고 탄력성이 있는 반면 암인 경우 결절 및 매끄럽지 않는 조직이 촉진됩니다.

② 전립선특이항원(PSA) 검사: 전립선암을 진단하기 위한 검사로 전립선비대증의 치료 전 암의 유무를 확인하는 데 도움이 됩니다.

국제 전립선 증상 점수표(IPSS)

항 목	0번	1번	2번	3번	4번	5번
1. 지난 한 달 동안, 소변을 봐도 덜 눈 듯한 기분이 들 때는 평균 다섯 번에 몇 번 꼴로 있었습니까?						
2. 지난 한 달 동안, 소변을 본 후 금방 또 보고 싶었던 경우(2시간 이내)가 평균 다섯 번에 몇 번 꼴로 있었습니까?						
3. 지난 한 달 동안, 소변을 보는 도중 오줌 줄기가 끊어질 때가 평균 다섯 번에 몇 번 꼴로 있었습니까?						
4. 지난 한 달 동안, 소변을 보고 싶다고 느끼면 참지 못하는 것이 평균 다섯 번에 몇 번 꼴로 있었습니까?						
5. 지난 한 달 동안, 소변줄기가 가늘게 나오는 경우는 평균 다섯 번에 몇 번 꼴로 있었습니까?						
6. 지난 한 달 동안, 힘을 주어야 소변이 나오는 경우는 평균 다섯 번에 몇 번 꼴로 있었습니까?						
7. 지난 한 달 동안, 하룻밤 사이 소변을 보기 위해 평균 몇 번 정도 일어났습니까?						

1번에서 7번까지 증상점수를 합산하세요.
- 0점: 증상 없음
- 1~7점: 경미한 증상
- 8~24점: 중등도 증상, 진료가 필요
- 25점 이상: 증상 심함, 빠른 시간 내 진료 및 치료가 필요

27 | 전립선비대증 증상과 치료법은?

전립선비대로 인하여 방광의 출구 부분이 좁아지며 나타나는 증상이 배뇨지연, 약한 소변, 배뇨곤란, 소변보는 시간이 늘어남, 잔뇨감 등이며, 비대해진 전립선이 방광을 자극하게 되면 급박뇨, 빈뇨, 야간뇨, 요실금 등의 증상이 발생합니다.

일반적으로 서양의학에서는 전립선비대증의 치료를 크게 3가지로 구분합니다.

1) 내과적인 치료

증상이 경미한 경우 대기요법, 관찰요법이라 하여 식이요법이나 운동 등을 통해 환자 스스로의 노력에 의해 증상의 개선을 기대하는 방법이 있으며 중등도 이상의 경우 약물치료를 시작합니다. 약물치료는 주로 알파차단제와 아드레날린 수용체 차단제 등을 사용합니다.

2) 외과적인 치료

급성 뇨폐색이나 혈뇨, 방광결석 등의 증상이 동반되거나 약물요법으로 호전이 잘 안 되는 경우 수술적인 치료를 시행합니다.

* 경요도 전립선 절제술
  - 전체 전립선비대증 수술의 90% 이상에 해당되며 요도를 통해 삽입한 기구를 이용하여 비대된 전립선을 절제하여 배출시키는 수술법입니다.
  - 수술 환자의 약 70% 정도에서 호전을 보이나 발기부전, 역행성 사정, 출혈, 요실금, 요도 협착 등의 부작용과 수술 후 몇 주간의 배뇨통증, 급박뇨 증상이 발생합니다.

* 경요도적 전립선 절제술
  - 방광경부를 통해 절개를 한 후 전립선 비대 부분을 절개, 제거하는 수술요법으로 요도협착이나 요실금 등 부작용을 줄일 수 있는 수술법입니다.

* 개복 전립선 적출술
  - 개복 후 전립선비대 부위를 제거하는 수술법으로 입원 기간이 길고 합병증이 많이 발생하여 극심한 전립선비대증일 경우에만 시행합니다.

3) 저침습 치료

약물치료에 대한 효과가 미미하거나 수술요법을 시행하기에는 부작용들이 우려될 때 저침습 치료를 시행합니다.

* 전립선 요도 스텐트 요법
  - 전립선 요도 부위에 스텐트를 삽입하는 방식으로 소변과 관련된 증상의 개선은 가능하나 요석, 요로감염 등의 부작용으로 장기간 사용은 어렵습니다.

* 전기 기화술
  - 전기적인 자극을 통해 비대해진 전립선 조직을 기화시키는 치료법. 출혈이 적은 장점이 있습니다.

* 레이저 전립선 절제술
  - 다양한 레이저를 이용하여 비대해진 전립선 조직에 고열을 가하여 기화, 응고괴사를 유도하는 방식입니다. 출혈이 적은 장점에 비해 시술 요로자극증상이 지속되는 단점도 있습니다.

* 고주파 침박리술
  - 침을 요도를 통해 삽입 후 비대해진 전립선에 찔러 넣은 후 고주파를 이용해 고열로 자극하여 조직을 응고 괴사시키는 치료법으로 국소마취와 저출혈의 장점이 있으나 아직은 추적관찰이 필요한 치료법입니다.

* 온열요법

  - 요도나 직장으로 기구를 주입하여 열을 가하는 치료법입
    니다.

* 고온열요법

  - 요도를 통해 극초단파로 전립선에 열을 가하여 조직을
    응고 괴사시키는 치료법입니다.

* 초음파 치료

  - 항문으로 기구를 삽입하여 전립선 부위로 초음파 온열자
    극을 하여 치료하는 방식으로 현재까지는 안정성, 유효
    성 부분에서 관찰이 필요합니다.

대부분의 질병치료에 있어서 치료방법이 다양하다는 것은
그만큼 한 가지 치료법으로 잘 해결되지 않는 부분이 많다는
의미입니다. 약물로도 잘 호전되지 않으며, 수술적 방식은 많
은 부작용이 발생하고 그래서 개발된 저침습 치료는 효과나 부
작용 부분에서 아직은 부족한 부분이 많은 실정입니다.

그만큼 전립선비대증 치료는 환자분들이 고령이며 여러 가
지 신체 기능이 저하된 상태이기에 현대의학적인 치료법에 한
계가 있다고 볼 수 있습니다.

28 | 전립선염 치료, 봉침으로 해결한다!

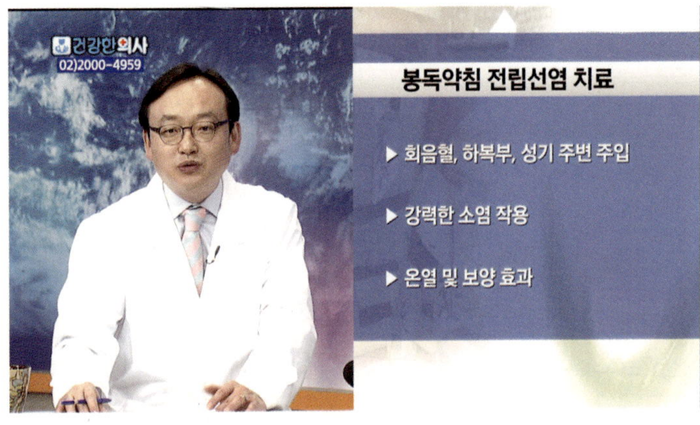

봉침 전립선 치료 효과 (출처: 매일경제TV 〈건강한의사〉)

봉독, 벌독을 이용한 치료는 동양에서 매우 오래전부터 사용해오던 치료법입니다. 수천 년 전에는 벌독만 추출하는 기술이 없어 나무에 고기를 걸어놓고 벌들이 고기를 쏘면 그 고기 덩어리를 아픈 곳에 부착하거나 접촉하는 방식으로 통증을 치료했다는 기록이 있습니다.

통증의 대부분 원인은 염증이며 봉독은 염증을 치료하는 매우 훌륭한 천연물이며 한약입니다.

봉독의 성분 중 **멜리틴**은 26개의 아미노산으로 구성된 활성 펩타이드로 봉독에서 가장 많은 성분을 차지하며 가장 중요한 봉독의 활성성분입니다. 강력한 항염증 작용을 하며 **MDM 펩티드 성분**은 항염, 진통작용을 수행합니다.

또한 만성적인 염증은 그 원인이 체내 면역력 저하가 원인인 경우가 대부분이며 봉독의 강력한 면역력 증가 효과는 염증의 근본적인 발생 원인을 제거하는 효과가 뛰어납니다.

유럽에서도 양봉업자들이 일반인들에 비해 염증성 질환이 적어 체계적인 연구를 한 결과 정기적으로 벌에 쏘인 덕분에 염증성, 통증성 질환 유병률이 적다는 연구 결과도 있습니다.

현대의학에서 아직도 어려워하는 만성 비세균성 전립선염과 전립선비대증 치료에 봉침치료를 비롯한 다양한 한의학적 치료가 대안이 될 수 있습니다.

1) 전립선 봉침치료

주 1~2회 내원하여 하복부의 특정 혈자리와 성기 바디 부분 그리고 회음혈 부위에 봉침치료를 시행하여 염증을 치료하고 체내 면역력을 증가시킵니다.

또한 봉독은 한의학적으로 어혈을 치료하고 혈액순환을 개선시키는 효과가 있기에 전립선비대증 환자에게도 효과적입니다. 전립선비대 부분을 한의학에서는 어혈, 담음 개념으로 인식하고 있으며 혈액순환 개선, 전립선 부위 온열 자극은 현대의학의 치료 개념이기도 합니다.

즉 염증을 치료하는 소염제, 전립선을 이완시키는 알파 차단제, 부작용이 많은 남성 호르몬 차단제 등의 치료법에 비하여 전립선 봉침치료는 염증의 근본 원인을 개선시킬 수 있는 효과적인 치료법입니다.

2) 다양한 전립선 치료한약

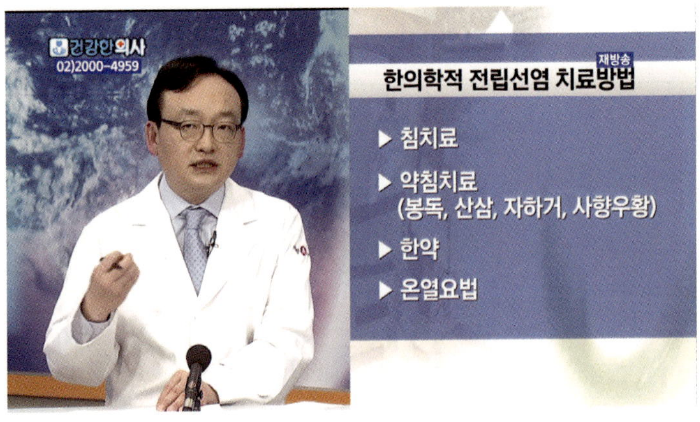

한의학적 전립선염 치료방법 (출처: 매일경제TV 〈건강한의사〉)

한의학에서는 질병치료의 한약 처방 시 두 가지 중요한 개념이 있습니다. 바로 체내 면역력 회복 및 원인 제거입니다. 결국 질병의 발생은 면역력, 원기의 부족이 원인이기에 원인을 개선하는 치료가 필수적이며 또한 이미 발생한 증상을 치료하고 호전시키는 것도 중요합니다.

* 면역력 증가, 체질개선, 원기회복
  - 숙지황, 산수유, 산약, 녹용, 백복령, 하수오, 인삼, 황기, 토사자 등

* 증상 치료(소염, 이뇨, 어혈)
  - 패장근, 포공영, 단삼, 도인, 택란, 택사, 차전자, 목단피 등

* 다양한 캡슐형 한약: 최근 한의학에서는 복용이 간편하고 효과적인 한약들을 법제하거나 탕전 후 농축과 동결건조 과정을 거쳐 캡슐에 충전하여 처방하고 있습니다.
  - 유황 캡슐: 강력한 소염, 항균, 체온 상승작용으로 전립선 질환에 효과적입니다.
  - 건칠 캡슐: 어혈제거, 체온상승, 면역력 개선작용으로 전립선 질환에 효과적입니다.
  - 만통환 캡슐: 여러 가지 한약을 탕전, 농축, 동결, 건조하여 전립선 통증에 처방합니다.

29 | 전립선에 좋은 운동은?

평상시 꾸준하게 하는 운동이 장점은 아무리 강조해도 지나치지 않습니다. 전립선에 효과적인 운동법과 이유를 설명해 드리겠습니다. 대부분의 질병은 면역력 저하, 체온 저하로 인한 염증발생 원인과 한의학적으로는 "흐르는 물은 썩지 않는다"라는 글귀와 유사하게 혈액순환 저하를 질병발생 원인으로 파악합니다.

전립선염과 전립선비대증도 마찬가지입니다. 운동부족, 복부비만, 기력저하, 오래 앉아서 근무(혈액순환 저하), 소변을 참는 습관, 그리고 정기적인 성관계 부족 등이 원인이며 이를 개선할 수 있는 가장 효과적인 방법 중 하나가 바로 꾸준한 운동입니다.

1) 걷기 운동

걷는 것만큼 쉽고 어디서나 할 수 있는 완벽한 운동법이 또 있을까요? 하루 30분, 조금은 빠른 속도의 걷기 운동이 전립선에 보약이 됩니다.

* 체온을 올려준다.
  - 체온이 떨어지면 전립선이 수축하여 요관압박이 심해지며 이로 인해 빈뇨, 잔뇨, 야간뇨 증상도 악화됩니다. 또한 면역력도 같이 저하됩니다.
  - 찜질이나 사우나, 반신욕 등도 효과적이나 외부 온열자극에 의한 온도상승은 일시적이며 피부 아래 깊은 곳까지 열자극이 침투가 어렵습니다. 꾸준한 운동을 통하여 체온 즉 심부 온도를 올리는 것이 매우 효과적입니다.

* 혈액순환 개선
  - "고인 물은 썩고, 흐르는 물은 썩지 않는다"는 말처럼 우리 인체도 끊임없는 혈액순환이 매우 중요합니다.
  - 규칙적인 걷기 운동을 통하여 전립선 부위의 혈액순환 상태를 개선시킬 수 있으며 전립선염 및 전립선비대증 예방과 증상 개선에도 도움이 됩니다.

* 다이어트 효과
  - 비만과 전립선 질환은 직접적인 상관관계는 없으나 복부 비만이 전립선 부위의 혈액순환을 방해하고 체내 면역력을 저하시키기 때문에 적정 체중 유지가 전립선 질환에도 매우 중요합니다. 하루 30분 걷기 운동은 당신의 다이어트를 성공으로 이끄는 핵심입니다.

2) 등산

등산도 걷기 운동과 유사하게 전립선 질환의 예방 및 치료에 효과적입니다. 체내 면역력은 근육량과도 상관관계가 있으며 걷기보다 등산은 우리 몸 중 가장 중요한 근육인 엉덩이, 허벅지 근육을 증가시키는 운동입니다. 다이어트를 위한 유산소 운동과 근력을 강화시키는 웨이트 운동이 동시에 되며 혈액순환에도 매우 효과적입니다.

다만 60대 이후에는 무릎과 발목 관절 약화로 올라가는 운동은 좋으나 내려오는 하산길은 관절에 무리가 될 수 있기에 장시간의 산행은 피하는 것이 좋으며 1~2시간 정도의 등산을 1주일에 2~3회 하는 것이 더 효과적입니다.

3) 정기적인 성관계와 자위행위

정기적인 성관계와 자위행위도 전립선 건강에 매우 중요합니다. 전립선은 매일 일정량의 전립선액을 생성합니다. 이렇게 만들어진 전립선액은 정액의 일부가 되며 성관계나 자위행위 시 사정현상을 통해 체외로 배출됩니다.

그러나 장기간 동안 사정을 하지 못하게 되면 전립선액이 전립선에서 울체되고 전립선을 비대하게 만들며 염증도 발생시킵니다.

이러한 이유로 남자들의 전립선 건강에는 정기적인 사정이 매우 중요합니다. 정확한 통계는 없으나 20대에는 1주일에 3

회, 30대에는 1주일에 2회, 40대에는 1주일에 1회, 50대에는 2주일에 1회, 60대 이후에는 1달에 한 번 정도의 사정현상을 통하여 생성된 전립선액의 체외 배출이 필요하며, 배우자가 없거나 정상적인 성관계가 어려운 경우 진료실에서 환자분들에게 정기적인 자위행위를 권장하기도 합니다.

4) 피하는 것이 좋은 운동 및 자세?

전립선이 위치한 부위는 회음혈자리 상방이며, 방광의 바로 아랫부분입니다. 오래 앉아서 근무하는 것, 오래 앉은 자세로 하는 운동 등은 전립선 부위에 압박을 가해 혈액순환에 문제를 일으키고 이로 인하여 전립선염증과 비대증을 유발시키는 요인으로 작용할 수 있습니다.

그렇기에 장시간 자전거 타기, 오래 앉아서 일하기 등은 피하는 것이 좋으며 수시로 일어나 자세를 변경하거나 가벼운 스트레칭을 반복하는 것이 좋습니다.

전립선에 좋은 음식은?

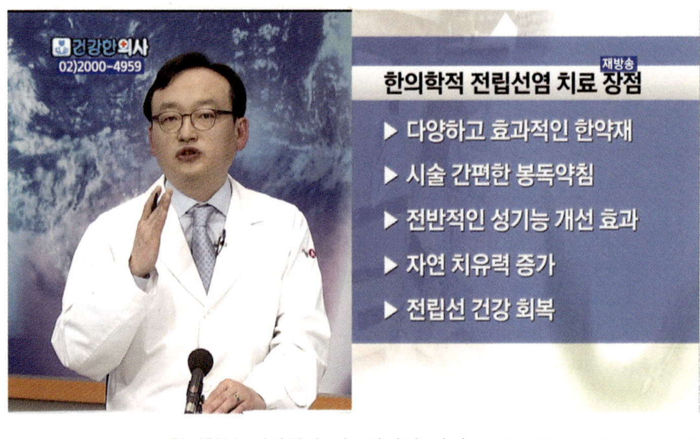

한의학적 전립선염 치료방법의 장점 (출처: 매일경제TV 〈건강한의사〉)

한의학에서는 "식약동원"이라 하여 음식과 식이요법의 중요성을 오래전부터 강조하였습니다. 잘못된 식습관이 질병을 유발시키며 반대로 올바른 식생활은 질병의 예방과 치료에 매우 중요한 부분입니다.

전립선 건강에 도움을 주는 음식을 소개합니다.

① 마늘: 마늘은 성질이 따뜻하여 체온을 올려주는 중요한 식재료이며 면역력 향상 효과도 뛰어납니다. 전립선 건강에 있어 가장 중요한 면역력과 체온에 도움을 주는 식품입니다. 생마늘은 장기간 다량 섭취하면 위장에 자극이 될 수 있기에 구운 마늘, 마늘종, 밥할 때 마늘을 넣어 밥하기 등을 이용하면 장기간 섭취가 가능합니다.

② 토마토: 미국에서 10대 건강식품으로 선정된 토마토는 대표적인 라이코펜 함유식품으로 항암효과가 뛰어나 전립선암 발병률을 감소시키며 영국 학술지에 전립선이 비대해지는 속도를 늦추는 것으로 보고되었습니다. 익히거나 구워서 섭취하면 체내흡수율이 높아집니다. 올리브유를 프라이팬에 가열한 후 슬라이스 된 토마토를 구워서 섭취하는 것도 좋은 방법입니다.

③ 굴: 비타민과 미네랄이 풍부한 굴에는 전립선에 도움을 주는 아연 성분이 많이 함유되어 있어 정력증진과 전립선 건강에 좋은 식품입니다.

전립선 질환을 악화시키는 대표적인 음식들은 술, 카페인 음료입니다. 술은 전립선 염증을 악화시키는 요인이며 카페인을 많이 섭취하면 전립선 염증을 자극시킬 수 있습니다. 또한 비만을 유발하는 기름진 음식과 탄수화물도 과체중이라면 피하는 것이 좋습니다.

31 | 성기능 개선을 위한 심리상담과 명상치료

우리의 몸과 마음은 서로 떨어져 있지 않고 상호작용을 하고 있습니다. 몸이 피곤하고 지치면 마음이 약해지고, 반대로 마음이 우울하면 몸의 활력도 떨어지며 마음이 화나면 혈압도 올라가고 뒷골도 당기는 증상이 나타납니다.

성기능에 있어서도 심리적인 요인은 매우 중요합니다. 몇 가지 상황들을 예로 들어 설명해 드립니다.

1) 심인성 발기부전

보통 20~40대 건장한 남성들에게서 발생하는 심리적 요인에 의한 발기 장애입니다. 예를 들면 A라는 여자 친구와는 정상적인 발기와 성관계가 가능하지만 B라는 여자 친구와는 발기가 잘 안 되서 성관계가 실패하는 경우입니다. 환경적 요인, 심리적 요인이 강하게 작용하는 결과이며 몸의 생리적인 기능에는 전혀 문제가 없지만 1~2번의 발기부전으로 삽입이 안 되게 되면 그다음부터는 불안, 초조 등 심리적 요인이 더욱 강하게 작용하여 증상이 악화됩니다. 이런 경우엔 발기부전제를 복용해도 잘 개선이 안 되는 경우들이 많아 성기 봉침치료와 더불어 심리상담과 명상치료 등 마음의 문제를 개선하는 복합적인 치료법이 필요합니다.

2) 조루증

조루증의 경우에는 더욱 마음의 상태와 심리적인 요인이 강하게 작용합니다. 극심한 스트레스나 우울증 등 마음의 문제는 뇌 내 신경전달 물질인 세로토닌 분비를 억제하여 조루증을 악화시키며, 불안, 초조, 강한 흥분 상태도 조루증의 중요한 원인입니다. 실제로 미국에서는 조루증 치료를 위해 세로토닌 재흡수 억제제인 프릴리지를 조루증 환자들에게 처방하고 있습니다.

또한 과거 진료 및 치료한 환자 케이스를 소개해드리면 정상적인 성관계와 성기능을 유지하다가 갑자기 심한 스트레스를 받은 후부터 조루증 증상이 발생한 케이스도 있습니다.

심한 스트레스가 세로토닌 분비에 안 좋은 영향을 미치고 불안정한 심리상태를 유도하여 조루증을 유발시킨 것으로 판단할 수 있습니다.

3) 심리상담

조루증과 심인성 발기부전 증상 치료에 매우 중요한 부분이 바로 심리상담입니다. 조루증의 경우 과거의 강한 트라우마,

반복되는 빠른 사정으로 불안·초조, 잘하고 싶다는 욕심과 강박 등이 초발 원인 혹은 악화 원인으로 작용합니다.

* 과거의 강한 트라우마
  - 보통 대부분의 남자들은 처음 성관계를 할 때 강한 흥분감으로 빠르게 사정하는 것이 정상입니다. 그러나 청소년기에 무리한 자위를 계속하였거나, 소심한 스타일의 성격 소유자거나, 상대방을 만족시켜줘야 한다는 강박이 심한 경우, 애무단계나 삽입 전 혹은 삽입 후 1분 이내 빠른 사정이 유도되고 이로 인하여 심리적 위축이나 강한 압박을 받게 되면 오랜 기간 트라우마로 작용하게 됩니다.
  - 일반적인 치료를 통해 잘 호전되지 않는 조루증이나 심인성 발기부전, 특히 오래된 케이스에서 종종 나타나며 반드시 환자와 긴밀한 관계를 통한 심리상담으로 문제점을 파악하고 트라우마를 해결하기 위한 심리기법이나 명상치료가 병행되어야 합니다.

* 불안, 초조, 강박
  - "새로 여자 친구를 소개받아 교제를 시작했다. 정식으로 교제한 지 3개월 만에 성관계를 가졌는데 너무 긴장한 나머지 서로 애무를 하다가 사정해버렸다. 그다음에는 발기가 잘 안 되서 그렇게 첫 관계는 지나가버렸다. 처음 관계가 너무 어이가 없어서 두 번째 관계는 잘하고

싶은 마음이 강했다. 역시 삽입 후 1분도 안 되서 사정을 해버렸다. 여자 친구는 '오빠 많이 피곤한가봐?'라고 물으며 별일 아닌 것처럼 행동했지만, 난 쥐구멍이라고 숨고 싶은 심정이었다." 남자 나이가 20대이든, 30~40대이든 이렇게 시작된 조루증은 불안과 초조를 반복하면서 대부분 악화됩니다. 이러한 심인성 조루증과 불안, 초조, 강박은 봉침, 침, 한약치료만 가지고 호전이 어렵습니다. 환자와 유대관계 형성 후 심리상담을 반복하는 것이 병행되어야 합니다.

- 불안, 초조 증상은 지나간 조루증에 대한 기억이 자꾸 떠오르면서 발생하고 악화됩니다. 지나간 것은 지나갔기 때문에 없는 것이며 현재 지금 이 순간 여기에 집중해야 합니다. 불안·초조 증상을 개선하기 위한 모려, 용골, 연자, 용안육 등과 같은 한약 처방과 더불어 집중 명상기법을 반복하여 시행하면 좋은 효과를 얻을 수 있습니다. 즉 현재, 지금 이 순간에 집중하는 반복적인 연습을 통하여 과거로부터 오는 불안을 떨쳐버리고 현재에 충실 하는 집중력이 심인성 조루 극복에도 매우 중요합니다.

- 강박, 잘하고 싶다는, 잘해야 한다는 욕심과 마음은 오지 않은 미래에 대한 불안감입니다. 인간은 누구나 오지 않은 미래에 대한 불안감이 있으며 "미래는 아직 오지 않은 부분이기에 미리 걱정할 필요가 없다"는 명상기법을 지속적으로 환자에게 티칭해야 합니다. 올해 있을 수능

시험을 미리 걱정한다고 시험을 잘 보는 것도 아니며, 내일 있을 여자 친구와의 성관계를 미리 걱정하는 것도 건강한 성생활을 위해 전혀 필요 없다는 점입니다. 그러한 걱정보다는 지금 이 순간 여기에서 적극적인 치료를 통해 조루증을 호전시키는 것이 훨씬 더 중요합니다.

진료실에서 또는 상담실에서 환자를 대하면 누구나 처음부터 마음의 문을 열지 않으며, 환자의 모든 표현을 100% 믿어서도 안 됩니다. 그렇기에 1번, 2번, 3번 내원하고, 치료하고, 상담을 이어나가면서 서로에게 신뢰와 라뽀가 형성되는 과정이 매우 중요하며 라뽀 형성 후 적극적인 상담치료 및 다양한 심리기법의 이용은 심인성 조루와 발기부전에 매우 효과적인 치료법입니다.

마음과 몸은 떨어져 있지 않으며, 상호 교류합니다. 즉각적으로, 오랜 기간에 걸쳐서 서로 영향을 미치기에 환자들도 본인의 심리적 문제나 스트레스, 트라우마 등에 대해 가능한 자세히, 정확히 담당 의사나 상담자에게 표현하는 것이 빠른 치료에 도움이 됩니다.

32 | 조루, 전립선, 발기력 저하 치료사례 소개

조루증, 발기력 저하, 발기부전, 전립선염, 전립선비대증 등 다양한 남성질환 환자분들을 진료하면서 많은 치료 케이스도 경험하고 다양한 증상들의 호전을 확인하면서 이 책의 출판을 계획하였습니다.

사람들이 자신만 질병으로 힘들다고 생각하면 더 우울해지지만, 많은 사람들이 동일한 질병으로 고생하고 있다는 사실과 또 특정 치료법으로 호전된 경우들을 접하면 자신감도 생기고 질병 치료에 희망도 됩니다.

많은 남성들이 고생하고 있는 조루증, 발기력 문제, 전립선염, 전립선비대증을 케이스별로 분류하고 세부 증상과 병력, 치료대책 및 치료결과 등의 순으로 정리해봅니다.

1) 고도 조루증, 발기력 저하 환자(60대, 전북, 2014.10.)

* 초진 시 증상

- 1주일에 1회 정도 부부관계, 심하면 삽입 전 사정, 평상

시에는 1분 이내 사정
- 심장질환과 고혈압 약 복용 중
- 고도 조루증으로 판단
- 발기력 저하 동반

* 치료대책 및 치료결과
- 성기 봉침치료, 산삼 약침치료, 치료한약, 침치료
- 3개월간 5회 내원치료 및 4주분 한약 복용으로 증상이
  호전되어 치료 종료

* 치료 후기
- 상기 환자분은 심장질환으로 발기부전제를 복용하지 못
  하여 약한 발기력과 심한 조루증으로 내원한 환자입니다.
- 교감신경 안정과 발기력 증가를 위한 치료한약 4주분과
  성기 봉침치료, 산삼 약침치료 5회 내원치료로 발기력 개
  선 및 사정 시간이 초진 시보다 약 3배 연장되었습니다.

2) 고도 조루증, 전립선염, 사정 시 통증 환자
(40대, 강원도, 2014.11.)

* 초진 시 증상
- 삽입 후 1분 내외에 사정하는 고도 조루증 10년 이상
- 비뇨기과 남성수술 후에도 호전되지 않음
- 전립선염, 사정 시 통증 동반

* 치료대책 및 치료결과
- 성기 봉침치료, 한방연고제, 치료한약, 침치료
- 3개월간 12회 내원치료 및 4주분 한약 복용으로 증상이 호전되어 치료 종료

* 치료 후기
- 상기 환자분은 건강한 체격의 40대 남자 환자로 오래된 고도 조루증과 전립선염 증상 그리고 사정 시 허벅지 통증으로 내원한 환자입니다.
- 교감신경 안정과 전립선염 증상 치료를 위한 한약 4주분과 성기 봉침치료, 귀두와 성기에 바르는 한방연고제, 침치료를 통하여 성관계 시 2번 정도 자세 변경 가능, 시간은 약 4~6분으로 연장되었습니다.

3) 결혼 전 조루증, 결혼 후 지속 시간이 더 짧아진 환자 (40대, 서울, 2014.12.)

* 초진 시 증상
- 원래 결혼 전에도 조루증으로 고민, 몇 년 전 결혼 후부터 점점 더 시간이 짧아져 자신감도 떨어지고, 스트레스를 심하게 받음
- 결혼 전 경도 조루증, 결혼 후 중등도 조루증

* 치료대책 및 치료결과
- 성기 봉침치료, 한방연고제, 침치료

- 3개월간 14회 내원치료 후 증상이 호전되어 치료 종료

* 치료 후기
  - 상기 환자분은 미혼일 때도 경도의 조루증을 가지고 있었으나 결혼 후 조루증 증상이 심해져 시간이 2~3분 내외의 중등도 조루증으로 악화되었습니다.
  - 14회의 성기 봉침치료, 침치료와 귀두와 성기에 바르는 한방연고제, 상담치료 등을 통하여 성관계 시 2~3번 정도 자세 변경 가능, 시간은 약 6~10분으로 연장되었습니다. 일반적으로 조루증 치료에 있어 초기에 시간이 연장되고 자심감이 회복되는 것이 가장 중요한 치료 포인트 중 하나입니다.

4) 2분 내외 고도 조루증 환자(50대, 경기, 2015.01.)

* 초진 시 증상
  - 건장한 체격에 등산을 꾸준히 하는 건강 체형 환자
  - 삽입 후 사정까지 2분 내외 고도 조루증

* 치료대책 및 치료결과
  - 교감신경 흥분형으로 진단하여 성기 봉침치료, 약침치료, 침치료, 캡슐형 한약 처방
  - 3개월간 8회 내원치료 후 증상이 호전되어 치료 종료

* 치료 후기

  - 상기 환자분은 평소에 꾸준한 등산으로 체력을 단련하
    여 발기력도 정상이고 동년배보다 좋은 건강상태를 유
    지했으나, 오래된 조루증으로 스트레스가 심했습니다.

  - 약 3개월간 8회의 성기 봉침치료, 침치료와 캡슐형 한
    약치료, 상담치료 등을 통하여 성관계 시 대단히 만족
    스럽게도 시간이 약 20분 정도로 연장되었습니다.

5) 1분 내외 고도 조루증 환자(50대, 경기, 2015.3.)

* 초진 시 증상

  - 소음인 체형으로 고도 조루증과 1년 전부터 발기부전제
    도 복용 중

  - 삽입 후 사정까지 1분 내외 고도 조루증, 발기력 저하 동반

* 치료대책 및 치료결과

  - 교감신경 흥분형과 기력 부족형으로 진단하여 성기 봉
    침치료, 산삼 약침치료, 침치료, 한약 처방

  - 약 5개월간 10회 내원치료 후 증상이 호전되어 치료 종료

* 치료 후기

  - 상기 환자분은 체력이 달리는 마른 소음인 체형에 고도
    조루증, 발기부전으로 고생하던 중 내원, 결혼을 앞두고
    적극적인 치료와 빠른 호전을 원했습니다.

- 약 5개월간 10회의 성기 봉침치료, 산삼 약침치료, 침치
  료와 한약치료, 상담치료 등을 통하여 성관계 시 시간
  이 약 5분 정도로 연장되었습니다.

6) 2~5분 내외의 조루증 환자(50대, 경기, 2015.4.)

* 초진 시 증상

- 태음인 체형으로 중등도 조루증과 삽입 후 발기력 저하
  문제로 내원
- 중등도 조루증, 발기력 저하
- 몇 년 전 비뇨기과에서 신경차단술 시행했으나 호전되
  지 않음

* 치료대책 및 치료결과

- 교감신경 흥분형과 심인성 문제로 진단하여 성기 봉침
  치료, 약침치료, 침치료, 캡슐형 한약 처방
- 약 5개월간 18회 내원치료 후 증상이 호전되어 치료를
  종료함

* 치료 후기

- 상기 환자분은 심인성 발기력 저하 문제와 몇 년 전 비
  뇨기과에서 신경차단술을 받았으나 시간이 연장되지 않
  아 여전히 중등도 조루증으로 스트레스를 받아 내원했
  습니다.

- 약 5개월간 18회의 성기 봉침치료, 약침치료, 침치료와 캡슐형 한약치료, 상담치료 등을 통하여 성관계 시 시간이 약 15~20분 정도로 연장되어 환자가 상당히 만족하며 치료를 종료하였습니다.

7) 1분 이내 조루증 환자(20대, 서울, 2015.5.)

* 초진 시 증상

- 소음인 체형으로 1분 이내 고도 조루증으로 내원
- 고도 조루증(1분 이내), 반복되는 빠른 사정으로 심리적 불안감 호소

* 치료대책 및 치료결과

- 교감신경 흥분형과 심인성 문제로 진단하여 성기 봉침치료, 약침치료, 침치료, 치료한약, 한방연고제 처방
- 약 3개월간 12회 내원치료 후 증상이 호전되어 치료를 종료함

* 치료 후기

- 상기 환자분은 20대 건강한 남성으로 1분 이내의 고도 조루증 증상이 지속되어 심리적인 위축도 병행된 상태로 내원했습니다.
- 약 3개월간 12회의 성기 봉침치료, 약침치료, 침치료와 한약치료, 한방연고 치료, 상담치료 등을 통해 성관계 시 시간이 약 10분 정도로 연장되어 상당히 만족하였습니다.

8) 삽입 전~1분 내외 조루증 환자(40대, 서울, 2015.6.)

* 초진 시 증상

  - 소양인 체형으로 고도 조루증과 발기력 저하 문제로 내원
  - 고도 조루증, 발기력 저하
  - 비뇨기과 프릴리지 약을 복용했으나 호전되지 않음

* 치료대책 및 치료결과

  - 교감신경 흥분형으로 진단하여 성기 봉침치료, 약침치료, 침치료, 한약 처방
  - 약 3개월간 8회 내원치료 후 증상이 호전되어 치료를 종료함

* 치료 후기

  - 삽입 전 조루증이란 애무 단계에서 사정을 하는 증상으로 조루증 환자 중 가장 심각한 증상입니다. 비뇨기과에서 처방한 조루 치료약 프릴리지를 복용하여 시간이 연장되지 않아 내원했습니다.
  - 약 3개월간 8회의 성기 봉침치료, 약침치료, 침치료와 한약치료, 상담치료 등을 통하여 성관계 시 시간이 약 3분 정도로 연장되었습니다.

9) 2분 내외 중등도 조루증 환자(50대, 경기, 2015.7.)

* 초진 시 증상

  - 소양인 체형으로 중등도 조루증과 문제로 내원

- 중등도 조루증, 주 1~2회 성관계

* 치료대책 및 치료결과
  - 교감신경 흥분형으로 진단하여 성기 봉침치료, 약침치료, 침치료, 캡슐형 한약 처방
  - 약 2개월간 8회 내원치료 후 증상이 호전되어 치료를 종료함

* 치료 후기
  - 건장한 체형의 소양인 체질로 나이에 비해 주 1~2회 왕성한 부부관계, 중등도 조루증이 오래된 사례입니다. 여러 가지 노력과 치료로도 잘 호전되지 않아 내원했습니다.
  - 약 2개월간 8회의 성기 봉침치료, 약침치료, 침치료와 캡슐형 한약치료, 상담치료 등을 통해 성관계 시 시간이 약 5분 정도로 연장되어 환자가 상당히 만족하며 치료를 종료했습니다.

10) 전립선비대증, 성욕 및 발기력 저하, 조루증 환자 (50대, 경기, 2016.1.)

* 초진 시 증상
  - 전립선비대증 진단 후 10개월째 양약 복용
  - 빈뇨, 잔뇨감
  - 성욕 및 사정감 저하, 발기력 저하
  - 2분 내외 중등도 조루증

* 치료대책 및 치료결과

  - 소양인 체질로 전립선으로 인한 소변 문제와 발기력, 조
    루증을 개선하기 위하여 봉침치료, 침치료, 한약 처방
  - 약 5개월간 20회 내원치료 후 증상이 호전되어 치료를
    종료함

* 치료 후기

  - 전립선비대증으로 진단받아 비뇨기과에서 양약을 10개월
    동안 복용하였으나 빈뇨, 잔뇨감과 더불어 성욕 저하, 발
    기력 저하, 조루증 문제가 발생하여 내원한 사례입니다.
  - 약 5개월간 20회의 봉침치료, 침치료와 한약치료, 상담
    치료 등을 통하여 소변증상 개선, 발기력 증가, 성관계
    시 시간이 약 5분 정도로 연장되었고, 이에 환자가 만족
    하여 치료를 종료하였습니다.

11) 고도 조루증 환자(40대, 서울, 2015.12.)

* 초진 시 증상

  - 고도 조루증, 삽입 전 사정, 1분 내외
  - 야간에도 발기, 숙면이 힘듦
  - 비뇨기과에서 신경 차단술 2회 시행했으나 호전되지 않음
  - 성욕은 강한 편

* 치료대책 및 치료결과

  - 극심한 조루증과 성기 민감으로 약간의 마찰에도 발기,

야간 발기로 힘들어 함

- 고도 조루증을 개선하기 위하여 성기 봉침치료, 약침치료, 침치료, 한약 처방

- 약 2개월간 8회 내원치료 후 증상이 호전되어 치료를 종료함

* 치료 후기

- 약 2개월간 8회의 봉침치료, 약침치료, 침치료와 상담치료 등을 통하여 치료 전 피로와 일상생활이 힘든 몸 컨디션이 개선되었습니다. 성관계 시 시간도 약 5분 정도로 연장되어 환자가 만족하여 치료를 종료하였습니다.

12) 고도 조루증 환자(30대, 서울, 2015.8.)

* 초진 시 증상

- 10년 이상 고도 조루증, 1분 내외

- 미혼, 오래된 고도 조루증, 성관계 전 불안, 초조, 강박 증상

- 발기력은 정상

* 치료대책 및 치료결과

- 미혼인 환자로 오래된 고도 조루증으로 불안, 초조, 강박 증상까지 동반됨

- 고도 조루증을 개선하기 위하여 성기 봉침치료, 약침치

료, 침치료, 한약 처방

- 약 3개월간 14회 내원치료 후 증상이 호전되어 치료를
종료함

* 치료 후기

- 비뇨기과에서 신경차단술, 지방이식수술을 받았으나 별
다른 호전이 없었습니다. 잘하고 싶은 마음은 강하나
늘 잘 안 되서 환자가 힘들어했으며, 오래된 극심한 조
루증으로 성관계 전 불안, 초조, 스트레스 증상까지 온
사례였습니다.

- 약 3개월간 14회의 봉침치료, 약침치료, 침치료와 한약복
용, 상담치료 등을 통하여 성관계 시 시간이 약 10분 정
도로 연장되어 환자가 만족하여 치료를 종료하였습니다.

13) 갑자기 찾아온 조루증 환자(40대, 대전, 2015.8.)

* 초진 시 증상

- 원래 정상적인 성관계를 하다가 올 초부터 갑자기 조루
증 발생

- 갑작스레 발생한 조루증으로 인해 환자가 많이 당황해 함

- 심리적인 스트레스로 발생한 조루증

- 발기력은 정상

* 치료대책 및 치료결과

- 극심한 심리적 스트레스로 찾아온 조루증을 개선하기

위하여 성기 봉침치료, 약침치료, 침치료, 한약 처방

- 약 3개월간 12회 내원치료 후 증상이 호전되어 치료를
종료함

* 치료대책 및 치료결과

- 건강한 체격에 혈압, 당뇨 등 기저질환도 없고 정상적인
성관계를 하다가 갑자기 극심한 스트레스 후 찾아온 조
루증 케이스입니다.

- 약 3개월간 12회의 봉침치료, 약침치료, 침치료와 한약
복용, 상담치료 등을 통하여 성관계 시 시간이 약 10〜
15분 정도로 연장되어 환자가 만족하여 치료를 종료하
였습니다.

14) 발기력 저하로 인해 정상 성관계가 어려운 환자 (50대, 경기, 2015.8.)

* 초진 시 증상

- 20년 전 질병으로 독한 양약 복용 시작

- 양약 복용 후부터 발기력 저하 현상

- 성욕은 있으나 발기력이 약해 삽입이 불가능함

- 낭습증

* 치료대책 및 치료결과

- 질병 치료를 위해 20년 전부터 독성이 강한 양약 복용

중, 약 복용 후부터 발기력 저하 증상이 나타남. 최근에는 아예 삽입이 안 되어 성관계가 불가능. 체질개선 한약과 성기 봉침치료, 약침치료, 침치료 처방
- 약 3개월간 9회 내원치료 후 증상이 호전되어 치료를 종료함

* 치료 후기
- 독성이 강한 양약 복용 후 발기력 저하, 발기부전제 복용의 어려움으로 내원하였습니다. 여러 가시 이유로 발기부전제를 복용하지 못하는 경우에도 성기 봉침치료나 한약치료는 가능하며, 발기력을 개선시키는 데도 효과적입니다.
- 약 3개월간 9회의 봉침치료, 약침치료, 침치료와 한약복용, 운동요법 등을 통하여 발기력에 강화되고 시간도 연장되고 환자가 만족하여 치료를 종료하였습니다.

15) 남성수술 후에도 여전한 중등도 조루증 환자 (30대, 서울, 2015.9.)

* 초진 시 증상
- 고도 조루증, 진피이식술 후 약간 시간 연장됨
- 중등도 조루증 3~5분 내외
- 성기 민감, 심리적 불안감

* 치료대책 및 치료결과

- 미혼으로 오래된 고도 조루증으로 비뇨기과에서 진피이
식술 수술. 수술 후 약간 시간 연장되었으나 여전히 3~
5분의 중등도 조루증으로 내원. 치료한약과 성기 봉침
치료, 약침치료, 침치료 처방

- 약 4개월간 8회 내원치료 후 증상이 호전되어 치료를
종료함

* 치료 후기

- 비뇨기과 수술 후 약간은 시간이 연장되었으나 여전히
중등도 조루증으로 힘들어 내원한 환자입니다. 미혼으
로 성관계 시마다 스트레스를 받고 있었습니다.

- 약 4개월간 8회의 봉침치료, 약침치료, 침치료와 한약복
용 등을 통하여 성관계 시 10분 정도로 시간이 연장되
어 환자가 만족하여 치료를 종료하였습니다.

16) 발기력 저하, 잔뇨감, 중등도 조루증 환자
(40대, 서울, 2015.9.)

* 초진 시 증상

- 중등도 조루증 3~5분, 발기력 저하

- 잔뇨감, 소변이 시원하지 않음

* 치료대책 및 치료결과

- 발기력 저하와 소변문제 그리고 조루증. 그야말로 남성 3

개 질환을 모두 가지고 있어 내원함. 치료한약과 성기 봉
침치료, 약침치료, 침치료, 운동요법, 성관계 요법 처방
- 약 2개월간 8회 내원치료 후 증상이 호전되어 치료를
종료함

* 치료 후기

- 약 2개월간 8회의 봉침치료, 약침치료, 침치료와 한약복
용, 운동요법, 성관계요법 등을 통하여 성관계 시간연
장, 발기력 개선, 소변도 시원하게 호전으로 치료를 종
료하였습니다.
- 남성들에게 전립선 문제는 발기력 저하와 조루증 그리고
성욕 저하로 이어지기에 적극적인 치료가 필요합니다.

17) 비뇨기과 수술 후 여전한 조루증 환자
(40대, 서울, 2015.9.)

* 초진 시 증상

- 3년 전 비뇨기과에서 신경차단술 시술을 받았으나 여전
히 3분 내외
- 발기력은 정상이나 오래된 조루증으로 인한 스트레스

* 치료대책 및 치료결과

- 치료한약과 성기 봉침치료, 약침치료, 침치료, 운동요법,
성관계요법 처방

- 약 3개월간 12회 내원치료 후 증상이 호전되어 치료를
  종료함

* 치료 후기

- 약 3개월간 12회의 성기 봉침치료, 약침치료, 침치료와
  한약복용, 운동요법, 성관계요법 등을 통하여 성관계 시
  간이 10~15분으로 연장되고 환자가 만족하여 치료를
  종료하였습니다.

- 보통 한의원에 내원하는 조루증 환자 3명 중 1명은 비
  뇨기과에서 수술 후에도 여전히 조루증이 개선되지 않
  아 내원합니다. 상기 환자도 같은 케이스입니다. 조루증
  개선 후에도 물론 가능하다면 한 달에 한 번 정도 정기
  적인 봉침치료와 상담은 필요합니다.

18) 발기력 저하와 조루증 환자(60대, 경기, 2015.10.)

* 초진 시 증상

- 극심한 조루증으로 신경차단술, 필러 삽입술 등 비뇨기
  과 수술을 여러 번 받았으나 호전되지 않음

- 1~3분 조루증, 발기력 저하

* 치료대책 및 치료결과

- 발기력 저하와 조루증의 원인을 체질적인 문제, 심리적
  원인으로 판단

- 성기 봉침치료, 약침치료, 산삼 약침치료, 침치료, 운동
  요법, 성관계요법 처방
- 약 4개월간 12회 내원치료 후 증상이 호전되어 치료를
  종료함

* 치료 후기

- 약 4개월간 12회의 성기 봉침치료, 약침치료, 침치료와
  한약복용, 운동요법, 성관계요법 등을 통하여 성관계 시
  간이 10분 내외로 연상되고 발기력도 개선되어 환자가
  만족하여 치료를 종료하였습니다.
- 성기 봉침치료 요법은 발기력과 조루증을 동시에 호전
  시킬 수 있는 치료법입니다.

19) 발기력 저하와 조루증 환자(40대, 경기, 2015.10.)

* 초진 시 증상

- 신경차단술, 성기확대술 받음
- 3분 이내의 중등도 조루증으로 내원
- 발기력 저하

* 치료대책 및 치료결과

- 중등도 조루증으로 비뇨기과에서 여러 번 수술을 받았
  으나 증상이 호전되지 않아 내원
- 발기력 저하와 조루증 치료를 위해 성기 봉침치료, 약침

치료, 한약치료, 침치료, 운동요법, 성관계요법 처방

- 약 2개월간 8회 내원치료 후 증상이 호전되어 치료를
  종료함

* 치료 후기

- 약 2개월간 8회의 성기 봉침치료, 약침치료, 침치료와
  한약복용, 운동요법, 성관계요법 등을 통하여 성관계
  시간이 10분 내외로 연장되고 발기력도 개선되어 환자
  가 만족하여 치료를 종료하였습니다.

20) 급박뇨, 야간뇨, 발기력 저하, 조루증 환자
   (50대, 서울, 2016.1.)

* 초진 시 증상

- 다양한 남성질환 증상으로 내원
- 5분 이내 조루증, 급박뇨, 잔뇨감, 야간뇨, 발기력 저하

* 치료대책 및 치료결과

- 3대 남성질환인 전립선, 발기력, 조루증으로 내원
- 성기 봉침치료, 약침치료, 한약치료, 침치료, 운동요법,
  성관계요법 처방
- 약 2개월간 8회 내원치료 후 증상이 호전되어 치료를
  종료함

* 치료 후기
  - 약 2개월간 8회의 성기 봉침치료, 약침치료, 침치료와
    한약복용, 운동요법, 성관계요법 등을 통하여 성관계 시
    간이 10분 내외로 연장되고 발기력도 개선되었으며 급
    박뇨, 야간뇨 증상도 호전되어 치료를 종료하였습니다.
  - 다양한 한의학적인 치료법이 전립선 질환, 발기력 문제,
    조루증에 효과적임을 보여주는 치료 케이스입니다.

21) 급박뇨, 지연뇨, 발기력 저하, 조루증 환자 (30대, 경상도, 2016.2.)

* 초진 시 증상
  - 다양한 남성질환 증상으로 내원
  - 5분 이내 조루증, 급박뇨, 지연뇨, 발기력 저하

* 치료대책 및 치료결과
  - 3대 남성질환인 전립선, 발기력, 조루증으로 내원
  - 봉침치료, 약침치료, 한약치료, 한방연고 치료, 침치료,
    운동요법, 성관계요법 처방
  - 약 5개월간 12회 내원치료 후 증상이 호전되어 치료를
    종료함

* 치료 후기
  - 약 5개월간 12회의 성기 봉침치료, 약침치료, 침치료와

한약복용, 한방연고 치료, 운동요법, 성관계요법 등을 통하여 성관계 시간이 연장되고 발기력도 개선되었으며 급박뇨, 지연뇨 증상도 호전되어 치료를 종료하였습니다.

22) 발기력 저하, 지속력 저하, 조루증 환자
(40대, 서울, 2016.2.)

* 초진 시 증상

  - 3년 전부터 발기력, 지속력 저하

  - 일단 발기는 되나 지속력이 약해 성관계 어려움, 2분 내외 조루증

  - 초기 발기부전제를 복용하여 효과가 있었으나 현재는 효과가 점점 떨어짐

* 치료대책 및 치료결과

  - 발기력 저하, 지속력 저하, 조루증으로 내원

  - 봉침치료, 약침치료, 한약치료, 한방연고 치료, 침치료, 운동요법, 성관계요법 처방

  - 약 2개월간 8회 내원치료 후 증상이 호전되어 치료를 종료함

* 치료 후기

  - 약 2개월간 8회의 성기 봉침치료, 약침치료, 침치료와 한약복용, 한방연고 치료, 운동요법, 성관계요법 등을

통하여 약 6~9분 정도 시간도 연장되고 발기 지속력이
좋아져 치료를 종료하였습니다.

- 이런 케이스는 한 달에 한 번 정도 정기적인 봉침치료
가 필요합니다.

23) **입술 주위 헤르페스로 인한 물집 재발 환자**
   (30대, 서울, 2016.5.)

* 초진 시 증상

- 2년 전부터 입술 주위에 헤르페스로 인한 물집, 수포 발생

- 날이 더워지면 재발 기간이 짧아짐. 특히 여름철엔 늘
입술 주위가 벌건 상태

- 아시클로버 연고를 계속 바르고 있으나 힘들어 함

* 치료대책 및 치료결과

- 주로 여름철에 자주 재발하는 1형 헤르페스 증상으로
내원

- 봉침치료, 체질개선 한약치료, 한방연고 치료, 침치료
처방

- 약 5개월간 20회 내원치료 후 증상이 호전되어 치료를
종료함

* 치료 후기

- 약 5개월간 20회의 봉침치료, 침치료와 한약복용, 한방

연고 치료 등을 통하여 최근 2개월 동안은 물집이나 수
포 증상이 나타나지 않아 치료를 종료하였습니다.
- 한 번 몸 안으로 침입한 헤르페스 바이러스는 없어지지
않습니다. 치료 목표는 재발 기간 연장, 재발 시 수포
크기 줄이기, 수포 개수 줄이기, 최종 목표는 바이러스
의 비활성화입니다.

24) 성기 주위 헤르페스 성병으로 인한 물집 재발 환자
(30대, 서울, 2016.3.)

* 초진 시 증상
  - 1년 전부터 질 주위에 헤르페스 바이러스로 인한 물집,
  수포 발생
  - 최근에는 한 달에 1~2번 주로 생리 전후로 발생
  - 따갑고, 물집으로 인한 피로감 호소
  - 성기 주변의 잦은 수포 재발로 스트레스를 받음

* 치료대책 및 치료결과
  - 주로 생리 전후로 재발하는 2형 헤르페스, 헤르페스 성
  병으로 내원
  - 봉침치료, 체질개선 한약치료, 한방연고 치료, 침치료 처방
  - 약 3개월간 15회 내원치료 후 증상이 호전되어 치료를
  종료함

* 치료 후기

  - 약 3개월간 15회의 봉침치료, 침치료와 한약복용, 한방
    연고 치료 등을 통하여 최근 2개월 동안은 물집이나 수
    포 증상이 나타나지 않아 치료를 종료하였습니다.

  - 한 번 몸 안으로 침입한 헤르페스 바이러스는 없어지지
    않습니다. 치료 목표는 재발 기간 연장, 재발 시 수포
    크기 줄이기, 수포 개수 줄이기, 최종 목표는 바이러스
    의 비활성화입니다.

  - 남녀 모두 성기 주변의 헤르페스 바이러스 수포 증상은
    물집이 생긴 상태에서 성관계를 하면 전염이 되기에 주
    의가 필요하며, 바이러스 비활성화를 목표로 적극적인
    치료가 필요합니다.

33 | 봉침치료의 남성질환(조루, 발기부전, 전립선염) 치료 효과 논문

한의학적인 치료법들이 수천 년의 역사를 통해 임상에서 검증된 안전하고 효과적인 방법이라 하여도 현대과학적 실험 방법들을 통해 그 안정성과 효과를 입증하기 위한 노력들은 계속되고 있습니다. 남성질환 치료에 있어서 봉침과 다른 치료법들의 효과를 검증한 논문들을 소개해 드립니다.

1) 봉독요법에 대한 한의학 최초의 문헌기록: 『마왕퇴의서』의 봉독요법 2례(인창식·고형균, 경희대학교 한의과대학)

기원전 168년 매장된 중국 장사 마왕퇴의서에는 봉독을 채취하기 위하여 닭이나 개의 간을 벌집에 넣어 벌들로 하여금 간을 쏘게 하고 다시 간을 꺼내어 대추기름에 개어 헝겊에 바르거나, 식초를 용매로 사용하여 솜에 적셔두었다가 피부를 통해 투여하는 방식으로 발기부전이나 남성 성기능 질환 치료에 응용하였다는 기록이 있습니다.

2) 만성전립선염 · 만성골반통증 환자 치험 6례
(유병국 · 이은)

한약과 봉독약침, 침치료를 통해 호전시킨 사례들을 보여줍니다. 전립선염 치료의 현대의학적 방법들은 2주간의 항생제 투여 후 증상의 호전이 있을 경우 세균성 전립선염에 준해서 치료하고 있고, 알파수용체차단제는 요도내압 및 요류감소로 인해 감염된 요가 전립선 내로 역류하여 염증을 일으킨다고 추측하여 빈용하는 추세이며, 비스테로이드성 소염진통제를 대부분 사용하고 있으나 장기추적관찰에서 효과가 제한적입니다. 이에 십이미지황탕을 기본처방으로 회음혈과 기타 혈자리에 봉침치료 그리고 사암침 치료를 통해 만성전립선염증상지수를 감소시켜 한의학적 치료법이 만성전립선염 및 만성골반통증에 효과적임을 증명하였습니다.

3) 봉독약침이 전립선비대증 Rat에 미치는 영향(조소현 · 한양희 · 김용성, 동신대학교 한의과대학 신계내과학 교실)

전립선비대증에 많이 처방되는 현대의학 약물이 발기부전, 성욕감퇴 등의 성기능 저하와 더불어 혈압강하, 현훈, 빈맥 등의 부작용을 유발할 수 있기에 봉독약침을 이용하여 전립선비대증 치료 효과를 실험한 바 전립선의 부피가 줄어들고, BUN이 감소하였으며 전립선의 선 조직 보호작용과 결합조직 증식 억제 효과가 관찰되어 봉독이 전립선비대증을 개선시킬 가능성이 있음을 확인하였습니다.

4) 회음혈의 봉약침 시술을 이용한 양성 전립선비대증 치험 2례(강현민 · 김관수 · 김두용 · 유영진 · 박희수 · 권기록, 상지대학교 한의과대학 침구과교실)

전립선비대증 환자에게 6주간 봉약침 시술을 한 결과 전립선증상지수가 호전되었음을 확인하였으며 전립선비대증에 봉침치료가 유의한 효과를 보일 것으로 판단됩니다.

이외에도 봉독, 봉약침, 봉독약침의 면역력 증가, 혈액순환 개선, 소염작용, 안전성, 항암효과, 관절통증 개선 효과 등 수백 편에 이르는 관련 논문들과 실험을 논문 검색 사이트에서 확인하실 수 있습니다.

 # 특허출원 남성연고 위너크림

조루, 전립선염, 전립선비대증, 발기력 저하 등 남성질환 환자들을 진료, 치료하면서 자주 내원하지 못하는 환자들을 위해 평상시에도 내복약이 아닌 연고나 크림 형태의 치료제 개발이 필요하였습니다.

양방에서는 조루 환자들을 위해 국소마취제(리도카인 성분)를 크림 형태로 개발하여 처방하고 있으며 정식 허가를 받지 않고 시중에 유통되어 문제가 되기도 하였습니다. 그러나 국소마취제는 성관계 전 너무 일찍 성기에 바르면 효과가 떨어지고, 성관계 바로 전에 바르면 남자의 성기는 물론 여성의 질 부분도 마취가 되는 부작용이 있어 많은 불편함을 환자들이 호소합니다.

수백 명의 남성질환 환자들을 치료해오면서 여러 가지 논문과 한의학적 문헌을 연구하다 2200년 전 발견된 중국 『마왕퇴의서』의 기록을 접하였습니다. 매우 오래전에도 벌의 독을 모으기 위하여 살아 있는 닭이나 개의 간을 벌집에 넣어 벌에 쏘

이게 만들고 모여진 봉독을 식초나 기름을 이용하여 채취하여 솜이나 헝겊을 이용하여 복부나 허리에 부착하여 남성 성기능 이나 발기력을 강화시켰다는 문헌을 참고하여 한방 외형제 개발을 시작하였습니다.

다양한 한약재를 처방하여 발기력은 강화시키고, 성기 감각은 둔화시켜 조루 증상을 호전시키며 교감신경 과항진을 억제하고 면역력을 개선시키며 소염효과까지 발휘하는 남성연고를 개발하여 남성질환 환자들에게 한의원에서 처방하고 있으며 2016년에 특허출원을 하여 현재 특허심사 중입니다.

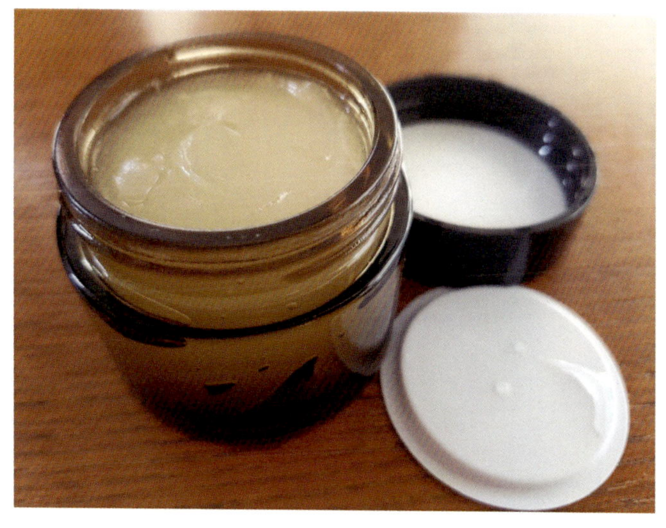

남성연고 위너크림

평상시에 하루 1~2번 꾸준히 하복부, 성기 부분, 회음혈 부위에 바르면 피부를 통해 약성분이 침투되어 발기력을 강화시키고, 전립선 염증 치료와 면역력 개선 효과, 그리고 성관계 시 시간을 연장시키는 효과까지 가능케 처방된 연고제, 크림입니다.

아직은 한방전문의약품으로 한 번은 반드시 한의원에 내원하여 진료 후 처방이 가능하며 2회차 구입부터는 전화주문이 가능합니다.

매일 얼굴에 로션을 바르듯이 남성질환으로 힘들어하는 환자분들은 위너크림을 평상시 꾸준히 바르면 질환 치료에 효과적입니다. 물론 봉침치료와 다른 한의학적 치료법을 병행하면 더욱 효과적입니다.

35 | 발기력 강화와 전립선염, 전립선암에 효과적인 마늘, 흑마늘

마늘만큼 남성질환에 효과적이면서 한민족에게 친숙하고 세계적으로 다양한 효과를 인정받은 식품은 없는 것 같습니다.

마늘은 냄새를 제외하고 100가지 이로움을 준다는 의미에서 '일해백리(一害百利)' 식품으로 불리며 알리신, 유황화합물, 셀레늄, 비타민 B와 C, E 등이 풍부하게 들어 있습니다.

마늘의 주성분인 '알리신'은 강력한 살균물질로 식중독과 바이러스의 침투를 억제하고 혈액순환을 원활하게 하여 심장질환을 예방하고 인슐린의 분비를 도와 당뇨병에 효과가 있으며, 다이알릴 다이설파이드(dially disulfide, DADS)는 항균작용, 소화촉진효과, 동맥경화 예방, 고혈압 및 뇌졸중 예방, 뇌 대사 촉진과 항암 효과 등을 가지고 있고, 마늘 속 'S-알리시스테인(S-allyl-cysteine)' 성분은 알리신(allicin)과 알린(alliin) 같은 황화합물 중 하나로, 발암물질 생성을 억제해 항암 효과가 크고 혈중 지질농도와 고혈압을 낮춘다는 연구결과도 발표되었습니다.

한의학적으로는 명나라 이시진의 『본초강목(本草綱目)』에

"마늘은 장을 튼튼하게 하며, 식욕을 좋게 하고, 변비를 치료하며, 몸을 따듯하게 하고, 혈압을 낮춰주며, 정신을 안정시키고, 신경통을 치료하는 효과가 있다"고 기록되어 있습니다.

또한 고대 이집트에서 피라미드를 쌓아올린 노동자들에게도 마늘을 배급했다고 하니 오래전부터 자양, 강장을 목적으로 복용해온 식품입니다.

마늘은 미국 국립암연구소에서 선정한 전 세계 식품 중 항암 식품 1위입니다. 한국에서도 마늘의 주성분인 DADS가 유방암 세포의 증식을 억제한다는 연구 결과를 발표하였으며, 미국에서 세계 각국의 10만 명을 대상으로 식사습관과 질병관계를 조사한 결과 마늘을 많이 먹는 이탈리아, 중국, 일본 사람들에게 위암과 결장암의 위험도가 각각 50%, 30% 적게 나타났습니다. 또한 일본 구마모토 대학 의과대학원 세포병리학과 연구팀은 마늘에 들어 있는 성분인 오니오닌A가 난소암의 대부분을 차지하는 상피성 난소암을 억제하는 효능이 있다고 영국의 과학전문지 『사이언티픽 리포트』 최신호에 발표하였습니다. 또한 마늘의 메틸시스테인 성분은 간암과 대장암 발병을 억제하며 마늘에 들어 있는 알리신 성분은 전립선 세포의 돌연변이를 막고 암세포의 크기를 줄이는 효과가 입증되었습니다.

또한 알리신 성분은 피를 엉기게 하지 않는 항혈전 작용을 하여 어혈이 생기지 않게 하며, 혈중 지질을 감소시켜 동맥경화, 심장병, 발기력 저하 등에 효과가 있습니다. 그러나 혈액응고를 억제하는 작용이 있어 와파린 등 혈액응고 억제 약물을 복용하거나 수술 1~2주 전에는 섭취를 줄이거나 중단하는 것이 좋습니다.

그리고 마늘을 발효시키거나 법제하여 만든 흑마늘에는 생마늘에 없던 항산화물질인 'S-아릴시스테인' 등이 생성돼 천연 비타민제 역할을 합니다.

가톨릭대학교 염창환 교수팀은 흑마늘이 일반 마늘보다 항산화물질인 폴리페놀의 함량이 10배 더 높다고 발표하였으며, 『한국식품영양과학회지(2008)』에서는 항산화작용을 하는 플라보노이드의 함량이 찐 마늘은 100g당 0.07mg, 생마늘은 100g당 0.14mg인 반면, 흑마늘은 100g당 0.77mg으로 가장 많다고 발표되었습니다.

이렇게 다양한 효능과 오래전부터 식품으로 섭취해오던 마늘은 3대 남성질환인 조루, 전립선염, 발기부전에도 효과가 뛰어납니다.

만성피로와 발기력 저하로 인한 조루증에는 마늘의 자양강장 효과와 원기회복 효능이 필요하며, 강력한 항균작용과 염증 치료, 면역력 개선 효과는 만성 비세균성 전립선염 및 전립선비대증과 전립선암에도 효과적입니다. 그리고 혈중지질을 감소시키고 혈액순환을 개선시키는 효과는 발기력을 강화시키는 작용으로 나타납니다.

문제는 장기간 마늘을 복용할 때 위장이 약한 분들은 위장에 자극을 줄 수 있다는 점과 체질적으로 몸에 열이 많은 환자들은 마늘의 열성으로 인해 부작용이 발생할 수 있다는 부분입니다.

이런 문제점들을 해결한 제품이 바로 남해흑마늘 주식회사, 이가락 흑마늘의 흑마늘환, 흑마늘 타블렛입니다.

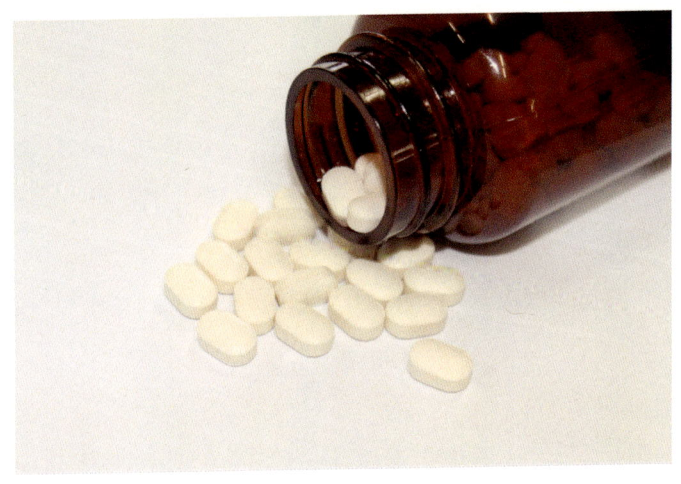

흑마늘환

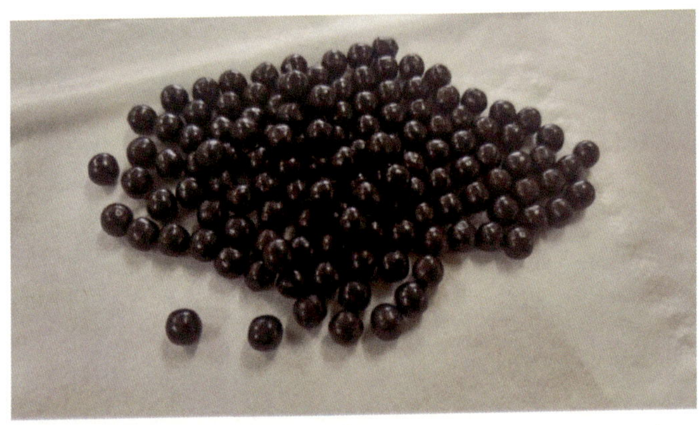

마늘 타블렛(정제)

마늘을 특허받은 공법으로 발효시키면 뜨거운 열성이 줄어
들 수 있으며, 특수 코팅된 마늘환을 복용하면 위에서는 녹지
않고 장으로 내려가 장에서 흡수되기에 장기간 복용하여도 위
장장애가 없으며 체질적인 부작용도 발생하지 않습니다. 또한
장기간 꾸준히 섭취하는 것이 중요한 포인트인데 일반 마늘은
음식을 통해 섭취하기는 하지만 일정량을 장기간 복용하기 어
렵기 때문에 정량을 꾸준히 섭취할 수 있으며 부작용이 없고
효과를 극대화시킨 흑마늘환이나 흑마늘 타블렛 제품을 추천
해 드립니다.

▌ 한방남성의학회 소개

수천 년의 역사를 자랑하는 한의학과 한의학적 질병 치료에 있어서 남성질환 치료는 오래전부터 매우 중요한 부분이었습니다. 보약, 정력제, 자양강장제, 성기능 개선제 등등의 이름으로 다양한 한약재와 탕약들이 처방되어 왔으며 봉독을 이용한 성기능 개선은 무려 2200년 전 쓰인 한의학 서적에도 기록이 나와 있을 정도로 역사가 오래되었습니다.

그러나 2000년 국내에서 발기부전제 비아그라가 시판되면서 남성의학은 급격하게 서양의학의 부류로 유입되었으며 한의학적 치료법은 점점 일반인들에게 잊혀져갔습니다.

그러나 발기부전제의 부작용, 국내에서만 시행하는 조루수술의 문제점, 전립선 질환의 현대의학적 치료효과 한계 등등을 다양한 한의학적 치료법으로 해결·보완하기 위해 노력해온 결과가 바로 한방남성의학회입니다.

알레르기 인자를 제거한 안전한 봉침(봉독약침, 봉약침)을 하복부 혈자리, 회음혈, 성기 부분에 시술하여 조루, 발기부전, 전립선 질환을 치료하며 다양한 약침제제를 응용하고, 휴대성이 편리한 캡슐형 한약을 개발, 처방하고 있으며, 남성질환 위너크림을 특허 출원하고 원내 처방하고 있으며 인지행동요법 및 심리상담 등을 통하여 심리적인 부분까지도 치료의 영역으로 넓혀가고 있습니다.

전국의 많은 한의원에서 같은 치료방법으로 환자들을 진료·치료하며 다양한 남성질환 환자 케이스에 대해 발표와 토론을 하고, 신의료기술 개발에 공동으로 연구하는 학회입니다.

(서울) 청담인한의원 안상원 원장(한방남성의학회 회장)
서울특별시 서초구 서초4동 1316-5 부띠크모나코 빌딩 3층
진료 문의 및 예약: 02-3448-2075

(대구) 해독한의원 정호충 원장
대구광역시 중구 명덕로 125 영광빌딩 2층
진료 문의 및 예약: 053-629-8700

(인천) 바른한의원 박아람 원장
인천광역시 남구 인주대로 112(용현동)
진료 문의 및 예약: 032-885-8270

(청주) 강영록한의원 강영록 원장
충청북도 청주시 흥덕구 가경동 풍산로 23 미성빌딩 3층
진료 문의 및 예약: 043-233-7535

(평택) 고치당한의원 김응식 원장
경기도 평택시 평남로 722
진료 문의 및 예약: 031-651-3375

(김포) 감초당한의원 김형창 원장

경기도 김포시 북변중로 65

진료 문의 및 예약: 031-983-3434

(수원) 바른몸한의원 이경재 원장

경기도 수원시 영통구 효원로 383 매탄프라자4층

진료 문의 및 예약: 031-212-5473

(부산) 유심한의원 오세창 원장

부산광역시 남구 전포대로 90 3층 301호. 유심한의원

진료 문의 및 예약: 051-803-8575

앞으로도 늘어나는 한방남성의학회 회원들의 정보를 이 책에 업데이트하여 조루, 전립선염, 전립선비대증, 발기력 저하, 발기부전으로 고생하는 많은 남성들에게 효과적인 치료와 증상 개선을 약속드리겠습니다.

▌저자소개

안상원 박사

청담인한의원 원장
한방남성의학회 회장
매일경제TV 〈건강한의사〉 진행자
팟캐스트 〈알더밥(알고 먹으면 더 맛있는 밥상)〉 진행자

한방재활의학 박사
단국대학교 사범대학 부속고등학교 졸업
대전대학교 한의과대학 졸업
중국 상해중의약대학교 부속 서광병원 연수
국립 암센터 최고연구자 과정 수료

수술 없이 극복하는 남성질환

조루, 전립선염,
발기부전,
봉침으로 치료한다!

초판발행 2017년 4월 28일
초판 2쇄 2020년 2월 10일

지은이 안상원
펴낸이 채종준
펴낸곳 한국학술정보(주)
주소 경기도 파주시 회동길 230 (문발동)
전화 031 908 3181(대표)
팩스 031 908 3189
홈페이지 http://ebook.kstudy.com
E-mail 출판사업부 publish@kstudy.com
등록 제일산—115호(2000. 6. 19.)

ISBN 978-89-268-7910-8 13510